大医传承文库·名老中医经验传承系列

李佃贵经验传承
——浊毒理论临证实践

主 编 姜建明 杨 倩

全国百佳图书出版单位
中国中医药出版社
·北 京·

图书在版编目（CIP）数据

李佃贵经验传承：浊毒理论临证实践 / 姜建明，杨
倩主编 . — 北京：中国中医药出版社，2024.1
（大医传承文库 . 名老中医经验传承系列）
ISBN 978-7-5132-7969-7

Ⅰ . ①李… Ⅱ . ①姜… ②杨… Ⅲ . ①解毒—中医临床—
经验—中国—现代 Ⅳ . ① R256

中国版本图书馆 CIP 数据核字（2022）第 230716 号

中国中医药出版社出版

北京经济技术开发区科创十三街 31 号院二区 8 号楼
邮政编码　100176
传真　010－64405721
保定市中画美凯印刷有限公司印刷
各地新华书店经销

开本 710×1000　1/16　印张 10.25　字数 157 千字
2024 年 1 月第 1 版　2024 年 1 月第 1 次印刷
书号　ISBN 978-7-5132-7969-7

定价　49.00 元
网址　www.cptcm.com

服 务 热 线　010-64405510
购 书 热 线　010-89535836
维 权 打 假　010-64405753

微信服务号　zgzyycbs
微商城网址　https://kdt.im/LIdUGr
官 方 微 博　http://e.weibo.com/cptcm
天猫旗舰店网址　http://zgzyycbs.tmall.com

如有印装质量问题请与本社出版部联系（010－64405510）

《李佃贵经验传承——浊毒理论临证实践》
编委会

主　审　李佃贵

主　编　姜建明　杨　倩

副主编　杜艳茹　王绍坡　孙润雪　张素钊
　　　　　娄莹莹　徐伟超　付连超

编　委（按姓氏笔画排序）
　　　　　马　伟　王志成　王思月　卢胜达
　　　　　白米楠　刘　伟　刘岩生　李春蕾
　　　　　杨　柳　轩莹欣　张志亮　赵怡然
　　　　　胡　贺　段林雨　姜　冲　高　颖
　　　　　游佳璇

《大医传承文库》
顾 问

顾 问（按姓氏笔画排序）

丁 樱	丁书文	马 骏	王 烈	王 琦	王小云	王永炎
王光辉	王庆国	王素梅	王晞星	王辉武	王道坤	王新陆
王毅刚	韦企平	尹常健	孔光一	艾儒棣	石印玉	石学敏
田金洲	田振国	田维柱	田德禄	白长川	冯建华	皮持衡
吕仁和	朱宗元	伍炳彩	全炳烈	危北海	刘大新	刘伟胜
刘茂才	刘尚义	刘宝厚	刘柏龄	刘铁军	刘瑞芬	刘嘉湘
刘德玉	刘燕池	米子良	孙申田	孙树椿	严世芸	杜怀棠
李 莹	李 培	李日庆	李中宇	李世增	李立新	李佃贵
李济仁	李素卿	李景华	杨积武	杨霓芝	肖承悰	何立人
何成瑶	何晓晖	谷世喆	沈舒文	宋爱莉	张 震	张士卿
张大宁	张小萍	张之文	张发荣	张西俭	张伯礼	张鸣鹤
张学文	张炳厚	张晓云	张静生	陈彤云	陈学忠	陈绍宏
武维屏	范永升	林 兰	林 毅	尚德俊	罗 玲	罗才贵
周建华	周耀庭	郑卫琴	郑绍周	项 颗	赵学印	赵振昌
赵继福	胡天成	南 征	段亚亭	姜良铎	洪治平	姚乃礼
柴嵩岩	晁恩祥	钱 英	徐经世	高彦彬	高益民	郭志强
郭振武	郭恩绵	郭维琴	黄文政	黄永生	梅国强	曹玉山
崔述生	商宪敏	彭建中	韩明向	曾定伦	路志正	蔡 淦
臧福科	廖志峰	廖品正	熊大经	颜正华	禤国维	

总 前 言

名老中医经验是中华医药宝库里的璀璨明珠，必须要保护好、传承好、发扬好。做好名老中医的传承创新工作，就是对习近平总书记所提出的"传承精华，守正创新"的具体实践。国家重点研发计划"基于'道术结合'思路与多元融合方法的名老中医经验传承创新研究"项目（项目编号：2018YFC1704100）首次通过扎根理论、病例系列、队列研究以及数据挖掘等定性定量相结合的多元融合研究方法开展名老中医的全人研究，构建了名老中医道术传承研究新范式，有效地解决了此前传承名老中医经验时重术轻道、缺乏全面挖掘和传承的方法学体系和研究范式等问题，有利于全面传承名老中医的道术精华。

在项目组成员共同努力下，最终形成了系列专著成果。《名老中医传承学》致力于"方法学体系和范式"的构建，是该项目名老中医传承方法学代表作。本书首次提出了从"道"与"术"两方面来进行名老中医全人研究，并解析了道术的科学内涵；介绍了多元融合研究方法，阐述了研究实施中的要点，并列举了研究范例，为不同领域的传承工作提供范式与方法。期待未来更多名老中医的道术传承能够应用该书所提出的方法，使更多名老中医的道术全人精华得以总结并传承。本书除了应用于名老中医传承，对于相关领域的全人研究与传承也有参考借鉴作用。基于扎根理论、病例系列等多元研究方法，项目研究了包括国医大师、院士、全国名中医、全国师承指导老师等在内的 136 位全国名老中医的道与术，产出了多个系列专著。在"大医传承文库·对话名老中医系列"中，我们邀请名老中医讲述成才故事、深入解析名老中医道术形成过程，让读者体会大医精诚，与名老中医隔空对话，仿佛大师就在身边，领略不同大医风采。《走近国医》由课题组负责人、课题组骨干、室站骨干、研究生等组成的编写团队完成，阐述从事本研究工作中的心得体会，展现名老中医带给研究者本人的收获，以期从侧面展现名老中医的道术风采，并为中医科研工作者提供启示与思考。《全国名老中医效方名论》汇集了 79 位全国名老中医的效方验方名论，是每位名老中医擅治病种的集中体现，荟萃了名老中医本人的道术大成。"大医传承文库·疑难病名老中医经验集萃系列"荟萃了以下重大难治病种著作：《脑卒中全国名老中医治验集萃》《儿科病全国名老中医治验集萃》《慢性肾炎全国名老中医治验集萃》《慢性肾衰竭全国名老中医治验集萃》《2型糖尿病全国名老中医治验集萃》《慢性肝病全国名老中医治验集萃》《慢性阻塞性肺疾病全国名老中医治验集萃》《免疫性疾病全国名老中医治验集萃》《失眠全国名老中医治验集萃》《高血压全国名老中医治验集萃》《冠心病全国名老中医治验集萃》《溃疡性结肠炎全国名老中医治验集萃》《胃炎全国名老中医治验集萃》《肺癌全国名老中医治验集萃》《颈椎病全国名老中医治验集萃》。这些著作集中体现了名老中医擅治病种的精粹，既包括学术思想、学术观点、临证经验，又有典型病例及解读，可以从书中领略不同名老中医对于同一重大难治病的不同观点和经验。"大医传承文库·名老中医带教问答录系列"通过名老中医与带教弟子一问一答的形式，逐层递进，层层剖析名老中医诊疗思维。在师徒的一问一答中，常见问题和疑难问题均得以解析，读者如身临其境，深入领会名老中医临证思辨过程与解决实际问题的思路和方法，犹如跟师临证，印象深刻、领悟透彻。"大医传承文库·名老中医经验传承系列"在扎根理论、处方挖掘、典型病例等研究结果的基础上，生动还原了名老中医的全人道术，既包含名老中医学医及从医过程中的所思所想，突出其成才之路，充分展现了其学术思想形成的过程及临床诊疗专病的经验，又讲述了名老中医的医德医风等经典故事，总结其擅治病种的经验和典型医案。"大医传承文库·名老中医特色诊疗技术系列"展示了名老中医的特色诊法、推拿、针灸等特色诊疗技术。

以上各个系列的成果，期待为读者生动系统地了解名老中医的道术开辟新天地，并为名老中医传承事业做出一份贡献。

以上系列专著在大家协同、团结奋斗下终得以呈现，在此，感谢科技部重点研发计划的支持，并代表项目组向各位日夜呕心沥血的作者团队、出版社编辑人员一并致谢！

总主编　谷晓红

2023 年 3 月

前言

中医药是中华民族的伟大创造，是中华优秀传统文化的重要组成部分，为中华民族繁衍生息作出了巨大贡献，对世界文明进步产生了积极影响。中国共产党自成立起就一直高度重视祖国的医学遗产，努力保护、传承和发展传统中医，坚持不懈地推动中医药与时俱进，保障人民群众生命健康安全。而中医药的传承发展离不开中医药人才的培养，2022年发布的《关于加强新时代中医药人才工作的意见》是贯彻落实习近平总书记关于做好新时代人才工作的重要思想和中医药工作的重要论述。基于此，李佃贵教授提出了"大医精诚"的中医药人才培养观。

中医人才需以立德为本。李佃贵教授是全国第三届国医大师，同时他还是全国中医药高等学校教学名师，从而成为全国唯一的一位"双师"。李教授行医50余年，今已杖国之年，却仍然精神矍铄，活跃在医疗、教学、科研的第一线。对患者，他和蔼可亲，关怀备至，急患者之所急，想患者之所想，帮患者之所需；对学生，他循循善诱，诲人不倦，将自己毕生所学所悟倾囊相授；对科研，他创立浊毒理论，勇闯胃癌前病变不可逆转的理论禁区。李教授诠释了一个大医的精神境界，是每一个年轻中医人的楷模。

一个中医大夫的成长不仅需要培养良好的品德，同样需要跟名师、读经典、勤临床，以提高诊疗能力。但一个年轻大夫初入临床，常常没有机会跟名师学习，也没有足够的临床机会，所以经常对许多常见的病症手足无措。而阅读名家的医案在一定程度上解决了这一问题，李教授为了让跟师学习的弟子对疾病的诊疗思路有迹可循，坚持让学生手写临床医案并加以保存，如今已有近5万份病历，其中内外妇儿均有涉猎，是一笔不可多得的财富。为了让更多人可以从中受益，我们对其中具有代表性的病历进行筛选、整理、润色，出版了《溃疡性结肠炎浊毒论》《胃癌浊毒论》《慢性胃炎浊毒论》《眼病浊毒论》等一系列著作，受到了读者的一致好评。

本书分为上下两篇：上篇展示了李教授的大医之道，供读者了解李教授的为人、为医、为学、为师精神及"浊毒理论"的核心理念；下篇展示了李教授的大医之术，供读者学习李教授的临证技法。本书旨在为有志于成为一名合格中医人才的青年医生树立正确的道德观念，并且习得临床常见疾病的诊疗思路，为日后的成才之路奠定坚实的基础；也可为中医爱好者、患者科普中医文化知识，为中医药文化在全社会的普及、传承和发展贡献一份力量。

感谢国家重点研发计划——基于"道术结合"思路与多元融合方法的名老中医经验传承创新研究（NO.2018YFC1704100）课题二东部地区名老中医学术观点、特色诊疗方法和重大疾病防治经验研究（NO.2018YFC1704102）的资助！

本书编委会
2023 年 2 月

目　录

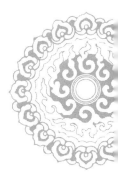

下篇　大医之术

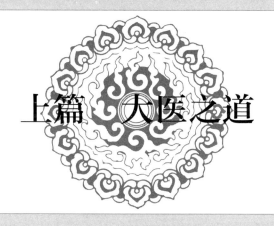

上篇　大医之道

第一章　精神境界

第一节　为人精神

一、和蔼可亲温如玉

李教授日常生活勤俭节约，穿着简单朴素，从他的穿着根本看不出这是一位大师，不管是患者、弟子、同事、亲戚还是朋友，在谈到李教授时印象最深的就是和蔼可亲、平易近人、温暖、热情。在对患者的访谈中，有的患者说李教授非常和蔼、平易近人，给人一种亲切的感觉；有的说李教授很热情，让患者心里很温暖；有的说李教授总是面带笑容，给人如沐春风之感。患者常说找李教授看病心里踏实，没有顾虑，李教授像一位忠厚长者，为患者一一解决心中的问题和烦恼，常常给患者加油打气，给患者树立与疾病斗争、战胜病魔的信心。

李教授是一位正直的人，为人堂堂正正，一身正气，弟子裴林教授谈到他时说："感触最深的就是，李老教会我如何做人，做人要做一个堂堂正正，一个正直的人。在做人方面就是怎样对待职工，怎样对待同事，怎样做好管理工作。进一步来说，你怎样和病人相处，在这些方面一点一滴都深有体会。"刘小发是跟随李教授时间最长的一位弟子，他在谈到李教授时说："李老可谓立德立功立言三不朽，为师为医为政一完人，是后辈们学习的楷模。"

跟师学习的学生们说从李教授那里不仅学到了一些专业知识，而且从老师身上学到了为人处世的学问，李教授常说：做事先做人，人做不好，事肯定也做不好。知识和能力有时候不是最主要的，最主要的是有没有智慧。做人要诚，行医要精，这就是学生们学习到的最受用的智慧，也是今后工作和学习的不竭动力。

二、忠诚厚道怀天下

李教授常说："忠诚是做人的根本，医生要忠诚于医学事业、忠诚于病人。"李教授是这样说的，也是这样做的。在对李教授的患者、同事及朋友的访谈中，多人多次提到李教授的为人，一致评价李教授为忠诚厚道之人。可以说忠诚厚道是李教授的名片，而胸怀天下是李教授的为人之本。

李教授忠于人民，热爱国家，在国家需要、人民需要的时候，总是第一时间挺身而出，奋不顾身。1976年唐山大地震时，他第一时间奔赴灾区投入到抗震救灾工作中，救治伤员。就在这个时候家里传来了噩耗，李教授父亲因病去世了，这时候李教授特别想马上回到家里尽孝，但是他更清楚国家需要他，这里的许多患者需要他，所以李教授强忍着心中的巨大悲痛，毅然留了下来，坚守一线。这就是一位国医大师的英雄本色。李教授用实际行动践行了一个医者的忠诚，生动诠释了"医之大者，为国为民"。

在医学事业方面，李教授强调作为中医人，要做一名真正的中医，做一名铁杆中医，始终坚持中医的思维，走中医的道路。李教授说只有培养铁杆的中医人，才能守得了"正"，才能创得了"新"，才能把中医药事业发扬光大。只有培养铁杆的中医，才能不背叛中医，坚定不移地把中医药事业发展下去。铁杆中医的标准，首先路要正确，有一个明确的方向，方向性的错误不能犯！其次是要意志坚定，树立坚定的信念。铁杆中医必须打好中医传承、融合、创新的三大战役，即中医传承的保卫战、中医融合的阵地战、中医创新的持久战。

打好中医保卫战的目的是延续中华文明的基因、保卫中医的核心理论。中医人必须要坚守中医阵地、精诚中医学术，要当一名铁杆中医、纯正的中医。坚决为中医事业打好保卫战，成为一名忠诚的中医学卫士。

打好中医阵地战的目的是提高中医的健康服务能力。中医人必须坚守"中体西用"的原则，宽容、开放的心胸。坚决为中医事业打好阵地战，成为坚强的、不怕牺牲的战士。

打好中医持久战的目的是不断追求、与时俱进。中医人必须要有智慧，能敏悟，必须坚持中医理论指导，吸纳新的科学成果，敢于质疑，勇于创新。坚决打好中医的持久战，成为永远在中医创新道路上奋勇前进的中医主义战士。

三、慈悲为怀济苍生

弟子刘小发常说："老师身上有许多优良的品质值得我们终身学习，老师最让我钦佩的品质有两点，一是仁爱，二是担当。老师是一位心系苍生的大医，为了中医药的复兴殚精竭虑，关键时刻，总是不顾个人安危冲上前去。"

李教授十分关注公共卫生事件，新型冠状病毒感染疫情期间，担任河北省新型冠状病毒感染中医药专家组顾问。李教授说："1 月 23 日，（河北）省中医药管理局的负责同志来电，告知我省要成立'应对新型冠状病毒感染的肺炎医疗救治专家组'，希望我能担任顾问，我毫不犹豫就答应了。这是领导对我的信任，也是我义不容辞的责任，我深感责任重大。"

2020 年新春之际，新型冠状病毒感染在全国肆虐，且扩散迅猛，李教授不顾个人安危，主动请缨，深入治疗定点医院——石家庄市第五医院病房对新型冠状病毒感染确诊患者进行把脉会诊，并对部分危重症患者，认真询问了他们的感染途径、自身感觉，仔细观察了他们的神、色、形、态，舌苔、脉象。时隔一年，2021 年，疫情在河北省石家庄市下辖的藁城区增村镇小果庄村出现了反弹，李教授再次深入抗疫一线，进入了河北省定点收治医院——河北省胸科医院新型冠状病毒感染患者病房，对轻型、普通型、重型、危重型的患者依次进行了查房会诊，指导制订治疗方案。在此次疫情反弹的事件中，深刻认识到广大农村地区应该是疫情防控常态化状态重点专注的环节，故此李教授带领团队在抗疫经验的基础上，查阅大量文献，昼夜加班，撰写了《新冠肺炎农村中医药防控手册》，得到了人民卫生出版社的高度重视，经审批后火速出版，为广大农村地区和基层抗疫人员提供了参考与借鉴。

另外，在疫情期间，李教授竭力为省外、海外输出河北力量。除以个人名义和中国民间中医医药研究开发协会浊毒理论分会名义向疫区捐款外，还向国内外多地捐献中医药防治处方，应亚非拉国际合作交流协会等组织邀请，为英国、意大利、菲律宾、美国等国患者提供了新型冠状病毒感染的防治方案。

李教授不是一位"两耳不闻窗外事,一心只读岐黄书"的老学究,而是一位心系苍生的大医。他当了 20 多年的政协委员和人大代表,当过医院院长、大学书记、校长,为了中医药的复兴殚精竭虑,以传承发展中医为使命,撰写提案、议案共 30 多项,涉及中医药多个领域,得到了河北省政府及各有关部门的高度重视。他是一位想担当、能担当、会担当的人。本职担当、责任担当、大局担当、难题担当、风险担当、使命担当精神在他身上体现得淋漓尽致,为河北省中医药的发展作出了重要贡献。

第二节 为医精神

一、医术精湛克顽疾

李教授从事临床工作 50 余年,在继承《黄帝内经》及诸子百家的基础上,在反复的临床实践中勤于观察、认真思考。他发现,有相当一部分萎缩性胃炎及胃癌患者用常规治疗效果不理想,而这样的患者大都具有舌苔黄厚黏腻、大便黏腻不畅的特点。依据传统中医理论,可辨此为痰湿中阻证,但李教授认为其中应该还有更加贴切的理论解释,而且应该在这一理论的指导下运用新的治法。于是,他有心将脾胃病方面的基础理论进行临床验证,并在治疗中细心观察这些病例,加之认真分析和总结,经过多年系统的科学研究,李教授发现这些患者体内大多有湿浊毒气,应属于"浊毒证"。于是,一个新的理论逐渐在他心中成熟起来——"浊毒理论",在这一理论的指导下,用化浊解毒的方法进行治疗,取得了满意的临床效果。功夫不负有心人,在此后的临床实践中,李教授运用此法治疗慢性萎缩性胃炎伴肠上皮化生或不典型增生疗效明显,打破了"胃癌前期病变不可逆转"的理论束缚,为纯中药制剂治疗慢性萎缩性胃炎、癌前期病变,提供了一条崭新的思路。弟子全国名中医刘启泉教授说:"李佃贵教授创立的浊毒理论是我们中医理论病机病因方面的重大创新,指出了浊毒导致机体免疫失调,阴阳脏腑失调,气血逆乱一系列疾病。浊毒理论创立以后,用一些化痰解毒方药,治疗一些临床疾病疗效比较好。所以说,浊毒理论的创新不只是基础理论方面,还有临床方面,也不单单是消化性疾病，以后对脑病、代谢性疾病都有非常广泛的指导意义。"另外，李教授对临床多种疑难杂症都有自己的独到见解，治疗疾病标本兼顾，既考虑当前症状的改善，也考虑到患者的长远利益，非常全面，为数十万患者解除了病痛。

二、医德高尚暖人心

医学的本源是人文关怀，医学人文精神起源于儒家的"仁爱"思想，形成了"仁爱救人"的医德精髓，并作为医者的道德修养和行为规范，成为时代信奉的医德宗旨，这也是李教授刻在骨髓里的信仰。

"医乃仁术"是中医生命伦理学的最高指导思想，是中国传统医学给医学下的定义，孙思邈在《大医精诚》中说"仁"为"医之本意"。李教授认为"医乃仁术"，既是天道，也是人道。天道是对人的生命及生命价值的重视，人道是对人生价值和人生责任的自觉。李教授认为医术是一种爱人之术，是一种救人之术，是一种帮助人解除疾病痛苦之术，是对医学本质最简要的概括与说明。李教授常说中医救死扶伤，治病救人，做的是善事；中医是道，从事中医是实践天地之道、哲术之道，行的是善道。李教授常说医生是最好的职业，尤其是我们中医，还常常教导弟子们"欲救人而学医则可，欲谋利而学医则不可"，要想学好中医，看好病，就要耐得住寂寞，受得住清贫，如果想挣钱，那就别干中医。医生要严格要求自己，提高自身内在修养，良心是医生行医的基础，医生要以患者为主，真正为患者考虑，以患者的利益为重。

李教授常说："病人离不开医生，医生也离不开病人，而且从另外一个角度来说，病人是我们医生学习、摸索、积累经验以及创新提高的源泉，我们要始终不忘初心，把病人放在我们工作和生活最重要的位置。要对病人永怀感恩之心。对工作多一些认真和负责，对病人多一些耐心和热心，实实在在地、设身处地地为病人朋友解除疾病所带来的生理和心理上的痛苦。"李教授的患者来自全国各地，甚至海外，绝大多数都是其他各省市的患者。有从新疆来的，也有从海南来的。在这些患者当中，有的患者坐飞机来了后，早已经过了李教授看诊的时间，但是只要跟他联系上以后，即使患者下午一两点才到，他也会一直在门诊等着。他常常教导学生，患者的病情对他们来说都是非常痛苦的事，而且就诊是非常急切的。对医生来说，解除患者的痛苦，这是医生最大造福人类的事情。哪怕是再大的困难，都要克服。而且李教授很为患者心疼舟车劳顿中的花销，常和学生说："患者都是病情严重或十分痛苦才远道而来。早看完病，就能早回去，如果因为晚看了一个小时，人家就要多住一晚。住宿吃饭都是不小的花销。"李教授在开药时，在保证疗效的前提下，尽量让患者花最少的钱把病治好。李教授每次出诊时，诊室内都热情洋溢，锦旗飘飘，诊室外熙熙攘攘，殷殷期望。几十年来，李教授都是什么时候看完，什么时候下班吃饭。

李老对患者关心、关爱，待患者如亲人，事事为患者着想，时时为患者着想，急患者之所急，痛患者之所痛，不忘初心，把患者放在了工作和生活的重要位置。他的患者上到国家领导人，下到普通老百姓，远及欧美，近到本市，遍布各地，无论是地域跨度还是身份跨度都十分大，但是他一视同仁，为国内外数十万患者解除了病痛，获得了患者的一致好评。患者康复后的一张张笑脸、一封封感谢信、一面面锦旗都是对李教授最好的褒奖。真是如《大医精诚》中所说的那样，"若有疾厄来求救者，不得问其贵贱贫富，长幼妍蚩，怨亲善友，华夷愚智，普同一等，皆如至亲之想"。弟子刘小发说最敬佩李教授具有"仁爱"的品质，为大仁之人："仁爱是医生基本的职业道德，但我感觉'仁'，有小仁，有大仁。所谓小仁，只爱身边之人。所谓大仁，老吾老以及人之老，幼吾幼以及人之幼，胸怀宇宙，心系苍生，高屋建瓴，爱憎分明，有菩萨心肠，如此方可为大仁之人。"

三、独辟新径创浊毒

在继承前人的基础上，依据当代人类疾病谱的深刻变革和对健康的新需求，不断地丰富中医学知识体系的关联及其所形成的多维、多层级结构，以创新适应时代需求的理论体系，是中医学不断蓬勃发展的内在动力，也是遵循中医药学自身发展规律，不断传承精华，守正创新的生动实践。

历代医家虽然对"浊""毒"有零散记载，但是均未对浊毒进行的系统论述。而浊毒理论所说的"浊毒"，虽然吸纳和借鉴了中医古代关于"浊"

与"毒"的含义，但并不仅仅是"浊"与"毒"的简单叠加，而是赋予了其丰富的时代内涵。任何一种学术思想的形成都有其深刻的社会、自然因素。随着近代工业文明的兴起和城市的发展，人类在创造巨大财富的同时，也把数十亿吨计的废气和废物排入天地之间，生态环境受到严重污染，加之人们生活方式的深刻变革，疾病谱也发生了深刻变化。"浊毒"物质充斥在全球的各个角落及人们的机体之中，使人体成为浊毒的垃圾桶。所以净化人体内环境，排出体内的浊毒，是预防和治疗疾病的重要课题，也是一个社会课题。传统中医理论在指导某些疾病的诊疗时，日益暴露了一些局限性。李教授考据《说文解字》中"浊者，清之反也"；《康熙字典》中"毒，恶也，害也，苦也"，把所有对人体有害的不洁之物和不良的精神神志刺激均称为"浊毒"，并把浊毒分为天之浊毒、地之浊毒、人之浊毒和心之浊毒。天之浊毒如空气污染、电磁辐射、光辐射等，地之浊毒主要是被污染的土壤、水和食物，人之浊毒主要是因为情志不畅、饮食不节（洁）、不良生活习惯导致体内浊毒产生。李教授系统构建了浊毒理论，总结浊毒的致病特点、浊毒与脏腑的关系、浊毒辨证及治疗浊毒的六大治则和 21 种治疗方法等。浊毒理论是新时代中医药的重要理论创新，是更契合当代人类健康的中医新理论。弟子裴林教授说："他提出的浊毒理论在临床上填补了许多中医药治疗的常见病症或者是疑难病当中的空白。对我们应用中医药方法治疗临床的疾病具有非常重要的现实意义，而且对于现代来说，对于新发现的一些疾病也具有指导意义。"

第三节　为学精神

一、勤耕不辍苦作舟

李教授从小勤学苦读，十分珍惜每一次学习机会，医术水平不断提高，赢得了同事、朋友和患者们一致的尊敬和爱戴。唐代刘知几在《史通·叙事》中说："自圣贤述作，是曰经典。"可以说中医经典是中医理论之魂，是中医临床之根。重视中医经典的不断学习，不断领悟，是所有中医名家成才的共性规律之一，是完整、系统把握中医学脉络的必由之路，是"从根本学""从精华学""从心要学"多重的需要。

在大学期间，李教授如饥似渴地从《黄帝内经》《温病条辨》《金匮要略》《脾胃论》等古典医学理论中汲取营养，打下了扎实的基本功，很多中医经典著作的段落至今仍能朗朗上口。李教授学习特别重视"三结合"，即"和临床实践结合""和现代医学结合""和中医课本结合"，使自己的中医基础理论及临床水平得到了巨大的提升。在天津中医学院附属医院实习期间，李教授潜心向中医前辈学习，并大胆临床实践，曾经为棉纺厂一对不孕不育夫妇进行经方治疗，最终怀孕、产子。

李教授从医50余年，在临床及科研方面一丝不苟，严谨求实，致力于中医基础理论的研究，日夜研究，不辞辛劳，十分重视理论与临床相结合，始终坚持临床、学习两不误。李教授在继承先贤的基础上，基于临床实践经验，结合西医学的认识与研究成果，提出浊毒理论，得到国内外众多专家和学者的肯定与认同，是中医学术体系中的重要组成部分，是中医重大学术理论的创新。

二、勇闯癌前空白区

李教授从医50余年，不管是科研，还是临床，都一直瞄准世界性难题，坚持研究。慢性萎缩性胃炎是以胃黏膜上皮和腺体萎缩，数目减少，胃黏膜变薄，黏膜基层增厚，或伴幽门腺化生和肠腺化生，或有上皮内瘤变为特征的慢性消化系统疾病。西医学认为慢性萎缩性胃炎伴有肠上皮化生或异型增生是癌前期病变，有胃癌发生风险。在萎缩性胃炎向胃癌癌前病变甚至胃癌发展的过程积极干预，逆转或控制胃黏膜病变进展，是胃癌二级预防的重要内容。而目前西医治疗萎缩性胃炎及胃癌癌前病变无特效药物，但是胃癌前状态和癌前病变给患者和家属带来了巨大的恐惧，不利于患者身心健康，同时也加重了患者家庭的经济负担。于是李教授潜心研究怎样能逆转胃癌癌前病变，阻断癌前病变向胃癌发展，这样就可以挽救一大批患者和家庭。

近40年李教授在慢性萎缩性胃炎的治疗过程中发现不少患者，尤其是伴有肠上皮化生和不典型增生的患者，辨证像湿热，但比湿热又有进一步发展。

李教授通过查阅大量文献资料，结合临床实践，发现中医认为癌是毒瘤、癌瘤，这些毒瘤有火毒、风毒、湿毒等。李教授总结慢性萎缩性胃炎和胃癌癌前病变为浊毒致病，于是进一步应用化浊解毒系列方法，通过大量临床观察，化浊解毒治疗 2～4 个疗程后，胃镜、病理检查肠上皮化生及异型增生得到控制，甚至逆转或消失，确实比其他治疗方法有效。后来越来越多的证据表明，以浊毒理论为指导，应用化浊解毒的方药治疗慢性萎缩性胃炎和胃癌癌前病变，能够减轻胃黏膜炎症反应，增强抗损伤及修复能力，甚至逆转肠化及异型增生。

李教授通过不懈的努力，终于攻克了慢性萎缩性胃炎伴肠上皮化生、异型增生等胃癌癌前病变，打破了胃癌癌前病变不可逆转的理论束缚。弟子裴林教授说："李老 30 多年来，一直以慢性胃炎癌前病变为难点来攻克。能够坚持这么多年，而且取得了非凡的成就，这是我所佩服的。他对我们中医界、对所有中医应用中药治疗临床疑难病症起到了创新性、旗帜性的作用，这将对中医诊断和治疗疑难病症，包括现在治疗新型冠状病毒感染等一些传染性疾病都具有非常重要的启发作用。"

三、博学多闻通古今

中医学涉及多个学科的思想，中医思想博大精深，这就要求医者要具有广博的知识储备。正如李时珍在《本草纲目·序例上·十剂》中说："欲为医者，上知天文，下知地理，中知人事，三者俱明，然后可以语人之疾病。不然，则如无目夜游，无足登涉，动则颠殒，而欲愈疾者，未之有也。"李教授正是博览群书，凡事亲力亲为，广泛摄取、总结各种知识经验之人。所以李教授为人处世胸怀宽广，不管是行医还是为政，都能博采众议、从谏如流。李教授常说："三人行，必有我师焉。择其善者而从之，其不善者而改之。圣贤尚能如此博学，还能虚心向别人学习，我们更应该多向他人学习，不仅要以善者为师，而且还要以不善者为师。对于我们自身来说，一要有善于发现对方优点的眼光，二要虚心学习，不能自以为是。"

作为医生，他乐于向中医前辈请教，广泛学习他人的经验，妙手回春，解除了数十万患者的病痛，功莫大焉；作为党政干部，他高屋建瓴，团结广大干部职工同心同德，奋勇拼搏，大力发展医院和学校，铸就辉煌；作为委员、代表，他多次建言献策，上书领导，河北省中医药管理局的升格、河北中医学院恢复独立建制等一系列重大事件的背后，融有他太多的汗水和智慧。

第四节　为师精神

一、言传身教中医魂

"心中有梦想，脚下有力量。" 2012 年 11 月 29 日，中共中央总书记习近平同志在国家博物馆参观《复兴之路》展览时，深情阐释了"实现中华民族伟大复兴，就是中华民族近代以来最伟大的梦想"。要实现中国梦必须走中国道路，必须弘扬中国精神，必须凝聚中国力量。我们的中医药，就是中国道路、中国精神和中国力量。"中国梦"包括了每一个中国人的小中国梦，作为一名中医人，李教授也有他的中国梦和中医梦。李教授现在实现了做一名中医"传承者"的梦想，就是把祖先留下来的宝贵遗产传承好、保护好、发扬好，为维护人民群众健康作出贡献。中医是中华民族的瑰宝，李教授认为不仅要把祖国优秀的中医文化传承下去，而且要走出去，所以李教授还有个梦想就是做中医的"传播者"，让中医走向全世界，并培养更多的"传承者"。

中医要发展，传承是关键。李教授作为一名铁杆中医，觉得传承中医药是他义不容辞的责任。李教授选拔弟子的标准是"两个爱"，即"笃爱中医""关爱患者"，只要学生可以做到这两点，就可以成为李教授的弟子。近年来，李教授坚持不分门户、不分地位、不分地域的"三不分"原则，倾其所有将所学传授给立志于发展中医的年轻人。李教授总是告诉学生要做一个有勤劳、诚信、学会感恩、吃苦耐劳的品德的人。他常说："做人以德为先，待人以诚为先，做事以勤为先。"李教授教导学生们学习中医既要传承精华，又要守正创新，传承精华是基础，守正创新是目的，要与时俱进，摒除门户之见，融汇百家之长，以更好地造福患者。裴林教授说："在带教的过程中，跟李老接触最多的，也是我感受最深的就是李老的言传身教，无论对学生还是对患者都体现了大医精神。"

李教授的一言一行，一举一动，潜移默化地影响着学生们。李教授对弟子的教导可以总结为8句话：①钻研经典是基础。②学习理论应自信。③传承学术不走样。④继承精思要创新。⑤坚持临床是关键。⑥拜读名师靠敏悟。⑦中西结合应时代。⑧服务患者要精诚。多年来，李教授对中医药事业的传承发展作出了积极贡献。如今李教授依旧表示，要坚守临床，将余生全部献给中医的传承和发展。

二、倾囊相授浊毒论

李教授具有丰富的临床经验，首创了浊毒理论，打破了胃癌癌前病变不可逆转的理论束缚。浊毒理论可指导治疗多种疑难杂病，李教授对于弟子们毫无保留，将所有经验传授给弟子们。李教授认为学习中医必须要有悟性，非常重视学生悟性的培养，经典古方是知识，自己悟出来的才是智慧。李教授常常给学生们讲故事，比如浊毒理论的产生就是缘于生活中垃圾桶的启发，让学生明白中医理论的起源不只是药物和方剂。学习中医没有"悟性"，就不会有大的成就，李教授一般很少直接把答案给学生，他是一位讲故事的高手，常常将答案隐藏在故事里，让学生去思考，自己得出答案。他常说："授人以鱼不如授人以渔。"希望通过这样一个思考的过程，让学生开悟，不但让学生明白当前问题怎么解决，而且明白今后类似的问题怎么解决。李教授说："前人的经典古方是知识，自己悟出来的才是智慧，有知识没智慧，背得再滚瓜烂熟也没用。"弟子刘小发说："老师非常和蔼可亲，平时一有搞不明白的问题，我就随时向老师请教。老师总是不厌其烦地解释启发。"李教授的言传身教、倾囊相授，使他培养出了不少的中医药骨干人才。

三、桃李芬芳满园春

李教授说，作为一名医生要强调"看病讲精诚"。精诚合一，既要医术精湛，又要医德高尚，两者缺一不可。21世纪是中医的世纪，面对新形势，只有保留"大医精诚"这份宝贵的精神财富，由岐黄子弟薪火相传、世代继承，并在此基础上不断创新以应对新的挑战，才能成为一名真正意义上的当代好中医，才能为中华民族走向复兴和创新发展保驾护航。

李教授共培养硕士研究生、博士研究生、学术经验继承人 120 余名，部分学生已经成为中医药传承的骨干力量，包括全国名中医 1 名、博士生导师 6 名、享受国务院政府特殊津贴专家 6 名、河北省名中医 8 名、全家老中医药专家学术经验继承人 12 名、河北省高层次帮带对象 5 名，为中医药人才的培养和中医药事业的发展作出了贡献。

第二章　临证思维

第一节　中医核心观

中医药是体现中医药特色优势的精神文明与物质文明的总和，是中华优秀文化传承体系的重要组成部分，为中华民族的繁衍昌盛作出了巨大贡献。

中医药文化全面、系统、完整地保有中华文化的核心理念。只有中医药学的基本观念、思路方法、表达方式等，能够全面、系统、完整地保有中华文明的基因。必须认识到只有中医文化凝聚着中国古代哲学智慧，健康养生理念，防病治病的理法方药，能够全面、系统、完整地保留中国古代科学成果。所以，可以说中医文化是中华文明复兴的开路先锋。对于中华民族传统文化而言，它是中华民族文化软实力的重要组成部分，是中华传统文化在世界文化站稳脚跟的重要支撑。对于中医药而言，它传承着中医理论和临床实践的基因，是继承、创新中医药学的强大精神动力，也是实现中西医结合、形成当代整体医学的重要精神支柱。"只有民族的，才是世界的。"正因为它是中华民族传统文化的瑰宝，所以它也是世界民族文化宝库的璀璨明珠。我们应该站在民族复兴的高度来认识中医药文化，传承中医药文化，发展中医药文化。

一、哲学思维观

中医学既是研究人类生命过程以及同疾病作斗争的医学科学，又是蕴含着丰富人文思想的一种中国文化，是医学与人文交融的学科。中医学具有科学与人文的双重属性，其中人文属性更为突出，具有非线性、不确定的特征，它主要研究自然、社会、人构成的复杂系统。中医学的发展远远超越了学科和领域，呈现出多学科交叉融合、系统集成多元化、综合性的特点。中医学继承了中国传统文化之衣钵，确立了独特的自然观、生命观、疾病观与治疗观。

中医和中国传统文化是密不可分的，中国几千年的传统文化是中医的根，哲学思想渗透了中国传统文化及中国社会的各个方面，朴素哲学思维是中医数千年岿然屹立的根基之一。中医药的发展必须根植于中国文化及哲学思维。中医认识问题更多的是以哲学视角，充满了唯物主义和辩证法思想，不能用西医的标准来衡量、评价、约束中医。哲学是一门历史悠久、横跨东西、十分庞大的科学，学习和掌握哲学体系及其思维方法，需要在中医理论知识与临床实践中反复积累，不断磨炼。回归和弘扬传统中医文化、重视中医哲学思想是传承中医思维模式和重建和谐医患关系的关键，是培养和造就一代哲医大家的根本。

二、中医思维观

中医思维是历代医家在长期认识人体和感悟生命以及医疗实践基础上，通过经验直观、悟性判断、类比比附、分析推理等，经高度概括和抽象后而逐渐形成的理论结晶。中医思维不是一个独立的、空洞的概念，更不是停留在表面上的一种口号，它以中国传统文化为基础，与哲学思维相统一。

中医思维是象思维，该思维是透过现象表面探索其内涵本体的一种思维。《素问·五运行大论》中说："天地阴阳者，不以数推，以象之谓也。"象思维包括观象、构象、比象、抽象。观象是基础、是能力，构象是对话，比象是实战，抽象是升华，这就决定了优秀的中医必须具备敏锐的观察能力、高超的阐释能力、强大的实践能力和精准的抽象能力。李教授常说学中医要有悟性，悟性即观象、构象、比象、抽象的能力。

中医学首先以观象为奠基，借助观象去了解疾病。观象是以表知里，司外揣内。正如朱丹溪在《丹溪心法》中所提出的"欲知其内者，当以观乎外。诊于外者，斯以知其内。盖有诸内者形诸外"。构象是对所观之象进行分析、综合的思维。比象即取类比象。抽象即去伪存真，把握疾病动态变化和转归，体悟疾病不同发展阶段的本质，进一步升华形成系统理论。

在中医思维模式中，不只是对疾病、对人体的认识，人与外界环境相融合一，互为贯通和渗透。另外，中医思维的独特之处是在整个诊疗过程中，医者能够从自我的经验和直觉出发，将自己的生命体验和情感不自觉地赋予、融入诊疗对象及诊疗过程中。

因此说，中医思维是把人与自然界、人体认识与心理感受及医患情感交流合一，是集生理、心理、社会和自然界为一体的整体性思维方式，是中医学理论及实践的思想基础，有别于西医学早期的"生物医学模式"。

中医思维以提高临床疗效、解决实际问题为目的，实事求是和与时俱进是现代中医思维理念的精神。中医不断创新发展，但是中医思维不能变，遵经而不泥古，传承而不离宗，才能繁荣中医，强盛中医，惠泽苍生。

20世纪西医逐步发展壮大，而中医却逐渐萎缩，在冠以现代科学头衔的西医面前，很多中医人不再坚持自己的思维观，而是千方百计想与西医沾上边，以西医生理、病理、药理研究成果来阐释中医的脏腑功能、病因病机、证治方药，辨证治疗时一边用中药，一边用西药。其实，这样的中医已经不是在中国传承了两千多年的中医了，已经背离了中医发展的宗旨，抛弃了中医的优势特色。

李教授认为，作为中医药人应重新审视中医药科学发展，中医药科学发展应遵循中医学的特质，遵循中医学形成及发展规律，这就需要从事中医药的人员真正拥有中医思维。

三、大医精诚观

明代戴思恭在《推求师意》中明确提出"医乃仁术"。"医乃仁术"的思想究其根源为中国传统文化"天地人"合一之道，在"天地人"的思维构架中，人是居于主导地位的，人是整个宇宙的中心。《礼记·礼运》中说："人者，天地之心也。"只有确立人的崇高地位，才能关注人的生命价值。"仁者，人也"，认为"仁"为"人"的天理自性，因此"医者仁心"并非外在的规定性，而是具有存在的本然性，"医乃仁术"不是外在的道德约束，而是焕发出天道人性的自然光辉。

唐代医学家孙思邈撰写"大医精诚"以启迪后人。"精"指医术精湛；这是对医生的职业技能要求，不精于医术，如同不自觉地在谋财害命，但是只精于医术，没有高尚的医德，不"诚"，也难成大医。"诚"是对医生职业道德的要求，李教授说，所谓诚，不仅是对患者要"诚"，对自己也要"诚"，要培养振兴中医药文化的自觉，坚定对中医药文化的信念，提升中医药文化影响力，不断升华自我的人生价值。

四、天人合一观

天人合一主要是指天道与人道、自然与人的互为相通、相类与和谐的统一。天人合一思想首先体现在对生命观的认识，认为天地阴阳的中和之气是万物化生的基础，阴阳的交感合和是万物化生的根源。天人合一思想始终在中国古代哲学中占主导地位，渗透在中华民族的心理结构之中，深刻地影响了中国传统文化和古代科学技术的发展。中医文化受整体思维的影响，奠定了中医学的整体观念。它主要体现为，天人同源，天地有气而生，人禀天地之气而生。《素问·宝命全形论》曰："人以天地之气生，四时之法成。"天人同构，即人与天地有着相同或相似的结构，如天有日月，人有二目，地有九州，人有九窍等；天人同道，人道法天道，人体有同自然界一样的阴阳消长和五行生克制化规律。

五、以人为贵观

我国"人为贵"思想早在先秦时期就已产生，《尚书·泰誓》中有"惟天地，万物父母；惟人，万物之灵"，将人看作万物之灵长。李教授认为天地之间万物生灵都是大自然的一部分。孔子曰："天地之性，人为贵。"《黄帝内经》载："天覆地载，万物悉备，莫贵于人。"人禀天地之精气而生，所以最为贵。传统文化精神及当代医学人文精神均高度肯定人的价值地位，表现出对生命的敬畏和尊重。以人为本，尊重生命也是我国传统文化及医学人文精神最重要的思想基础和最突出的人文特征。

在医学工作中，经常遇到两难选择的问题，比如中晚期恶性肿瘤的患者，是选择西医学的手术、放化疗，以及靶向、免疫治疗，还是选择中医药保守治疗，这对于患者、家属是一个两难的问题，对于医生同样也是一个两难的问题。这属于哲学悖论，即逻辑上互相矛盾，但表面上又能自圆其说，无论选哪一种，都无对错之分。面对生命，我们总是说"生命是宝贵的，只有一次"，但是还有另外一个方面，生老病死是自然规律，死亡是生命的必然归宿。医生与患者是对立统一的关系，看似对立，实则统一。在这种情况下，要切实充分考虑患者的病情及患者的家庭经济情况，选择患者家庭能负担的最合适的治疗方案，尽量和谐稳妥地把矛盾化之于无形。

李教授常说以人为贵，强调的是人生命存在的重要性，但是更要注重人生命的质量。以人为贵是在遵循自然规律的前提下，以人的生命存在及生命质量为贵。以人为贵主张以贵生精神看待生命的价值，以平等精神衡量各个生命的价值，以仁爱精神善待一切生命，以和谐精神调节生命之间的关系，并以超越精神面对生命的终结。

六、形神相俱观

我国古代大哲学家范缜认为："形者神之质，神者形之用，是则形称其质，神言其用，形之与神，不得相异也。"中医文化受中国古代哲学形神观的影响，认为形体与精神不可分割，只有形与神俱才能称之为完整的人。"形与神俱"有两种理解：一是形和神俱，即如今人王洪图所说："精神与形体相互协调，健康无病。"形和神是并列关系，互为调控。二是形随神俱。"与"字另有"随着"之意。"形随神俱"意即形体活动要受到精神的支配而达到形神合一的境界。如此则可以"同臻寿分，以奉天真"了。一旦形不随神，神不驭形，那么就会走向形神分离。《素问·生气通天论》所谓"其若不容"与后世所谓"半身不遂"，乃至现代所谓"植物人"大致相似。"形与神俱"是中医心身相关理论的核心内容，如《灵枢·天年》说："血气已和，营卫已通，五脏已成，神气舍心，魂魄毕具，乃成为人。"先有血气脏腑等形体，继具神气魂魄，形神合一才能成为一个有生命活力的人。神附于形，形依于神，形与神是相互依存、相互为用、密切联系、不可分割的统一体。明代张介宾云"形者神之体，神者形之用；无神则形不可活，无形则神无以生。"可见，没有精神活动的形体和没有形体的精神活动都是不存在的。"形神相扶而得终始"，故《素问·上古天真论》强调"形与神俱"才能"尽终其天年，度百岁乃去"。形神合一的观点既是《素问》的生命观，也是心身医学理论的主要理论基础。所以中医不只是看有形的病，更重视无形的病，不仅重视调养肉体，更重视调养精神，在两千多年前就认识到人的"七情"是内伤的因素，这是中医明显优于西医的方面。

七、和谐共生观

中国传统文化重视生命和谐，将生命和谐作为其价值追求。生命和谐主要包括个人生命的身心和谐、个人的社会生命和谐（即人与人之间的和谐）以及人的生命与自然界有机体生命之间的和谐。其中个人身心和谐是人与人之间的和谐、人与自然之间的和谐的前提。"以人为贵"不是"人类独大"，人作为自然界的一部分，是与自然界命运相关的共同体，即所谓"以类合之，天人一也"。《道德经》第四十二章载有"道生一，一生二，二生三，三生万物，万物负阴而抱阳，冲气以为和"，崇尚这种浑然一体的状态。

中医的最高境界就是和谐。寒者热之，热者寒之，温（热）者清之，清（偏寒性）者温之，散（精气耗散）者收之，抑（郁积壅滞）者散之，燥者润之，急（痉挛或强直）者缓之，坚（肿块）者软之，脆（脏气脆弱）者坚之，衰者补之，强（邪气亢盛）者泻之，各安其气，必清必静，则病气衰去，归其所宗，此治之大体也。

人与自然是一个统一的整体，人体的脏腑功能活动和气血运行与季节的变化息息相关。一年之中有春温、夏热、秋凉、冬寒的四时气候更迭，从而使万物表现出生、长、收、藏的变化规律。人生活在大自然中，外界环境包括四时气候的变化，对人体的生理、病理及疾病的预防等都有很大的影响，顺应时序的更移进行调摄护养，就会健康长寿；违背了它，就要患病早衰。

《素问·宝命全形论》曰："人以天地之气生，四时之法成。"人类作为大自然的精灵，只有亲近大自然，与大自然和谐相处，才能在这个宇宙时空中健康地生存和发展。养生是人们在劳动和生活实践中，为了保护生命、繁衍后代、保持健康所进行的一些自我保健方法。现代养生是从生理、心理、社会、环境等诸多因素去考虑，理解和对待人体的健康与疾病问题，是从"生物、心理、社会"等角度确立医学模式，以控制和降低慢性病的发病率。其特征是从治疗扩大到预防，从生理扩大到心理，从个体扩大到群体，从医院扩大到社会，采取相应的措施和方法，以保障健康、延缓衰老、提高生命质量。天地人和，其核心思想为一个"和"字，经过几千年传承，已升华为一种境界，求同存异，对立统一，大同共生，凡得天时、地利、人和者，方可健康长寿。

八、动态平衡观

宇宙万物运动变化中每一瞬间出现的平衡状态均非该事物的永恒常态，即物质在绝对运动中存在相对的、暂时的静止、稳定与平衡。这种时间、空间上的动态趋向与动态稳定是万物运行状态的具体表现形式。恒动是一种运动的、调整性的、不断择优化的思维。其特点是根据不断变化的环境、条件来改变思维程序与方向，并对事物进行调整，从而达到最优化的目标。

李教授观察事物与研究疾病时强调事物与疾病都是不断运动变化的，要采用运动的、调整性的、不断择优化的思维来研究和分析问题。李教授将自然界、生命、健康和疾病看作是动态平衡及失衡的过程。

自然界的最高法则在于动态平衡。"孤阴不生，独阳不长"，世间任何一对矛盾的统一体都是以对方的存在作为自己存在的基础的，即"互根互用"，同时又相互制约。中医药文化中的阴阳五行学说在疾病的诊断中意义重大，这对疾病的产生、发展等运动信息的掌握至关重要，有利于分析与掌握事物在运动变化过程中相互促进和相互制约的关系。

《类经·运气》曰："唯阳中有阴，故天气得以下降；阴中有阳，故地气得以上升。"《素问·生气通天论》曰："两者不和，若春无秋，若冬无夏，因而和之，是谓圣度。"说的是阴阳在四时中平衡，阴阳不同，但却共同促进万物的生发与有序发展。而人体同样是这样，所谓健康，就是人体的一个动态的阴阳平衡而已。《管子·内业》中说："凡人之生也，天出其精，地出其形，合此以为人，和乃生，不和不生。"天为阳，地为阴，因此说的是人是阴阳和合而生。人是天地之和而生，阴阳平衡也是维持正常生理功能的关键。《素问·生气通天论》曰："阴平阳秘，精神乃治，阴阳离决，精气乃绝。"由此可见，阴阳偏盛偏衰是疾病发生发展的内在根本，是中医学病机的总纲。治疗疾病亦是如此，双向调节、以平为期。《素问·至真要大论》言："谨察阴阳所在而调之，以平为期。"阴平阳秘是中医治疗的目标，其实现有赖于阴阳两者处于恰好的相对位置，相对的平衡。

第二节　中西医结合思维

中西医思维不同，对人和疾病的认识也不同。中西医应该说都是唯物主义，只是中医是辩证唯物主义，更重"辨证"，西医学是机械唯物主义，更重"唯物"。对人的认识，中医更侧重对人体无形状态的研究，西医更侧重对人体有形状态的研究。中医重视神、气，更重视对人体能量和信息的研究。西医重视形、物，西医是通过尸体解剖、实物观测建立起来的，也就是肉眼可见的形而上物体一块一块组建成的学科。对疾病的认识，中医重视系统性、整体性，以人体五脏为中心，通过经络系统，把全身组织器官联系成有机的、系统的整体。在认识和分析疾病时，中医首先从整体出发，将重点放在局部病变引起的整体病理变化上，并把局部病理变化与整体病理反应统一起来。"从阴引阳，从阳引阴，以右治左，以左治右""病在上者下取之，病在下者高取之"充分体现了中医的这种思想。西医对疾病的认识重视具体性、结构性，注重局部证据，着眼于具体人体组织的微观结构和属性分析。

中西两种医学各自沿着自己的轨迹发展到近代，尽管西医的试验研究有着巨大的先进之处，当魏尔啸的细胞病理学开创历史新纪元的时候，在揭开疾病微观奥秘的欣喜之中，"超微观"只见树木不见森林的弊端也在悄悄孕育。人们的思路由微观到超微观，由细胞到细胞核、线粒体、核糖核酸……却忽视了所有这一切都不能脱离整体调节作用的客观事实。这一倾向一直发展到20世纪30年代，西方医学便不可避免地出现了头痛医头、脚痛医脚的致命伤。于是在西方医学的营垒里，便相继出现了巴甫洛夫的神经反射学说等。他们的研究和观点旨在使西方医学由局部再回到全身，由微观再兼顾宏观。而整体观念，宏观的辨证思维却正是贯穿中医的基本思想，但隐约中也看到有识之士试图把认识由宏观转移向微观，吴又可的"戾气说"、王清任的"解剖学"及张锡纯的"中西汇通"都是这一尝试的具体体现。纵观中西医近百年动态，双方已各自开始了针对自身缺陷的纠偏。一切事物但凡发展，都是以逐步纠偏、逐步完善为前提的，这也是事物发展的必然规律。

目前，中医行医环境已不再是张仲景、孙思邈、叶天士等时代的社会环境和医疗环境。封闭自守、排斥西医和现代科学成果或全盘西化，一切以西医为标准都是不对的。在尊重古人取得辉煌成果的同时，也必须主动借鉴、吸纳当今世界一切先进的科技成果，才能不断创新发展，正所谓"尊古纳今""中体西用"，才能创新中医，而中西医的相互融合、相互补充是中医伟大复兴的重要一步。李教授认为正确的态度就是 8 个字：衷中参西，中体西用。就像这次新型冠状病毒感染疫情，中医只有中体西用，才能为世人赞同，充分展示其巨大的临床价值。

一、辨病与辨证相结合

辨病与辨证都是认识疾病的过程，两者都是以患者的临床表现为依据，区别在于前者为确诊疾病，后者为确立证候。辨病既包括西医的病名，也包括中医的病名，辨病论治是中医学临床中不可或缺的方法。

西医辨病实际上就是临床诊断的过程，是指医生给患者检查疾病，并对患者疾病的病因、发病机制做出分类鉴别，以此作为制订治疗方案的方法和途径。中医诊断疾病不仅需要辨病，还需要辨证，辨清楚证型，才能法随证立，方从法出，辨证准确是保证疗效的关键。辨病与辨证相结合，要善于抓主要矛盾，主要矛盾解决了，其他病证也就随之而愈了。

疾病虽然有共同点，但是因患病的人不同，疾病也会有不同之处。唯物辩证法告诉我们，世界上没有完全等同的事物，自然也没有完全相同的疾病。因此李教授在临证中，强调既要掌握疾病的共性，更要用心去分析疾病的个性，精准辨别个性，才能达到理想的疗效。

张仲景的《伤寒论》开篇就是"辨某病脉证并治"，其中有太阳病、少阴病、百合病等，疾病是纵向的整体框架，而证是横向的，两者相交即病证结合。而今，病证结合也有新的发展，即在以辨病为纲、辨证为目、以病统证、分期制宜等符合中医传统辨治原则的前提下，选用现代药理研究证实对疾病有针对性治疗作用的药物可进一步提高临床疗效。

二、宏观与微观相结合

宏观辨证是当前中医最常用的辨证论治形式。它建立在望闻问切的基础上，概括性强，容易把握事物的共性，着重运用运动的、整体的观点去认识人和疾病的关系，故在宏观、定性、动态方面的研究有独到之处，基本把握了疾病的本质。

微观辨证是在临床搜集辨证素材中，引进现代科学，特别是现代医学的先进技术，发挥它们在较深层次上微观地认识机体的结构、代谢和功能的特点。简言之，微观辨证是用微观指标认识与辨别"证"。

从科学观和方法论的角度看，兼顾整体与局部、综合与分化、微观与宏观的统一，是认识事物本质的正确方向。只有将宏观辨证与微观辨证相融合，才能更准确地把握"证"的本质。

三、对抗疗法与调动疗法相结合

李教授认为万事万物内因是根本，外因是条件，外因通过内因起作用，这与中医强调正气的思想一致。在发病观的认识上，中医侧重内因，如《黄帝内经》有"正气存内，邪不可干""邪之所凑，其气必虚"，强调人体自身免疫力的高低是决定人体患病与否的关键要素，认为在疾病的治疗中，首先应该增强机体的免疫力，即"正气"，以抵御和祛除疾病。注重对人体正气的调动，即以调动疗法为主，这也是中医长期以来重视养生保健的始动思想，即努力保持人体的正气旺盛。人的正气充足，则"精神内守，病安从来"。对抗性治疗是西医的特征性治疗，即当发现人体的某项指标超出正常范围时，就马上用药物进行干预，使之恢复到正常范围，如西医的抗菌杀毒疗法，其弊端是忽视了人体自身对疾病的抵抗能力。

中医更注重对人体疾病发展的某一阶段总体表现的把握，即对"证"的研究。如对高血压的治疗，在对患者现阶段疾病具体表现的基础之上进行辨证治疗，或平肝潜阳，或健脾祛痰，使患者的症状得到明显改善，生活质量也得以提高。而西医多是先找到病因，然后去除病因，这种方法固然有一定的优点，但也有弊端。比如西医对慢性胃炎及消化性溃疡等疾病的治疗，根除幽门螺杆菌是其最主要的治疗方法，但是很多患者的胃痛、胃胀等症状改善并不明显，并且有些患者因不能耐受抗菌药的不良反应而症状加重。这时候如果能在辨病的基础上加以辨证，就会大大提高临床疗效。如浊毒证加用化浊解毒之药，可使患者症状很快缓解，并且也有利于幽门螺杆菌的根除。

四、治未病与治已病相结合

中医是健康医学，而不仅仅是疾病医学。《灵枢·逆顺》中说："上工治未病，不治已病。"中医不仅研究疾病，更侧重研究人体的健康，不仅"治已病"，更侧重"治未病"，许多病很难治疗，但可以预防。

"治未病"是指采取预防或治疗手段，防止疾病发生、发展的方法，是中医治则学说的基本法则，是中医药学的核心理念之一，也是中医预防保健的重要理论基础和准则。而"治已病"，顾名思义就是指在机体已经产生病理改变的基础上对疾病进行治疗。目前的医疗行为主要进行的就是这项工作。一旦机体发出了疾病信号，患者感觉不适，医疗行为才开始介入，这不仅影响了患者的生活质量，而且不利于疾病的治疗，同时也是对医疗资源的极大浪费。

李教授临证注重"治未病"，强调要未病先防，既病防变，愈后防复。中医是让人不生病、少生病、生小病，注重平时调养，防止疾病的发生，疾病发生后预防疾病的加重、发展或复发。李教授在治疗萎缩性胃炎伴肠上皮化生或不典型增生等癌前病变时，非常注重控制、逆转肠上皮化生和不典型增生，防止胃癌的发生。

"预防为主"是中医的重要思想之一，而事实证明，"治未病"不仅对于患者有着重要的指导意义，而且对于国家来说，也有着重要而深远的意义，可以更好地推动健康中国战略实施。

五、治病与治病人相结合

所谓治病人是指在治疗疾病的时候把人当作一个整体来考虑。而所谓治病是指将治疗重点着眼于患者所患的疾病，而忽略了人自身的整体性。西医注重于治病，中医注重的是治病人。

中医辨治时辨人很重要，因为医者看病的对象是人而不是病，中医看的是"病的人"，而人与人之间是有差别的，不同患者有其不同的个体特征，在年龄、性别、体质等方面都存在差异。故即使患同一种疾病，每个人的表现也可能有所不同，要根据患者不同的特点来制定适宜的治疗原则。

"人瘤共存"的现象体现了中医治病人观念的优越性。目前对待癌症的态度主要是早期发现、早期治疗，而治疗主要是手术、放疗和化疗及中医保守治疗。不能否认，早期的手术及放化疗的介入能够在癌症的治疗中发挥一定或者说很大的作用，但不是所有的患者都适合这样的治疗手段。

李教授曾诊治过一些肿瘤晚期的患者，多从浊毒论治，有些患者能带瘤生存好几年，远远超过当时西医同仁的预期，且生活质量相对较高。

六、健康医学与疾病医学相结合

"健康医学"是以健康为核心，关注的焦点是人的健康，是怎么让人更好地生活。"疾病医学"是生物医学，它的核心是疾病，关注的焦点是看病、找病、治病。西医学把疾病完全看作是"恶"的体现，努力去发展能与之直接对抗和补充的替代性物质手段，以期实现其征服疾病和消灭疾病的医学目的。比如对癌症的治疗，西医拿手的就是"割"，割掉就等于消除了病因。可在临床上常常看到，很多手术后的患者生活质量并无明显提高，甚至死亡。中医学是"健康医学"，是以人的生存健康为出发点和落脚点的。它不是割掉肿瘤，而是让人与瘤长期共存，虽然没有消除疾病，但是患者的生活质量却得到了明显提高。归根到底还是治病与治病人的关系。当然无论是抛开疾病谈健康，还是罔顾生命只治病，都不是一种正确的医学思维，只有两者结合，才能有利于患者，有利于医学发展。李教授说："健康虽然不代表一切，但没有了健康就没有了一切。健康是幸福第一法宝。"随着生活水平的逐渐提高，越来越多的人投资健康、关注健康、管理健康，为健康保值。

第三节 净化人体内环境——浊毒论

一、浊毒的概念

（一）广义浊毒

广义的浊毒，泛指一切对人体有害的不洁物质和不良情志，可分为外浊毒和内浊毒。外浊毒又分为"天之浊毒"和"地之浊毒"，内浊毒主要指"人之浊毒"。

1. 天之浊毒

《灵枢·岁露论》曰："人与天地相参也，与日月相应也。"人类生活在自然界，自然界有着人类赖以生存的必要条件。人体生命活动受自然规律的支配和约束，大自然的各种变化时时影响着人的功能活动。传统中医认为，自然界风、寒、暑、湿、燥、火六气太过成为"六淫"，或非其时而有其气形成的自然灾害，均可影响脏腑气血功能而致疾病发生。近代随着生态环境的不断恶化，外感六淫已经无法涵盖外在的致病因素，所谓天之浊毒，除包括传统的六淫之外，还包括以下因素。

（1）空气中污染物：包括悬浮颗粒物、飘尘、二氧化硫、一氧化碳、碳氢化物、氮氧化物、碳烟等。这些物质不仅是构成或加重人类呼吸疾病的重要原因，而且可直接产生或诱发多种疾病。

（2）大量的致病微生物：随着全球气候变暖，生态环境恶化，大量致病微生物生成繁殖，致使瘟疫频发。有研究表明，温暖的气候与瘟疫暴发之间有联系，更为湿润和温暖的气候条件意味着比正常情况更适合细菌和病毒生存，而这些病菌传播到人身上的危险性也更大。气候变化还会使人的抵抗能力和免疫能力下降，这些因素综合在一起，就会增加瘟疫流行的概率。

（3）噪声、电磁辐射、光辐射等：随着现代化、城市化进程的加快，各种噪声、电磁辐射物质及光等无形的辐射增加，它们弥漫于空中，虽然看不见、摸不到，但又的确客观存在，并且逐渐成为人类无形的杀手。研究证实，长期接受噪声干扰和电磁辐射会造成人体免疫力下降、新陈代谢紊乱，甚至导致各类癌症的发生。

2. 地之浊毒

《素问·六节藏象论》曰："天食人以五气，地食人以五味。"人类的生存除了依赖"天之五气"，还离不开"地之五味"。地之浊毒主要是指受污染的水和食物，水是一切生命赖以生存的基础，水污染使食物的质量安全难以得到保障。污染水中的重金属通过水、土壤，在植物的生长过程中逐步渗入食品中。食用被过量重金属元素污染的动植物后会对人体产生危害。当水中含有的放射性物质较多时，一些对某些放射性核素有很强的富集作用的水产品，如鱼类、贝类等，可能会使食品中放射核素的含量显著增加，对人体造成损害。水中含有的有机污染物对食物安全影响更大。一些有机污染物的分子比较稳定，通过水的作用很容易在动植物内部蓄积，损害人体健康。而农药化肥的滥用也是农作物污染的重要因素。这些被污染的水和食物首先经口进入人体的消化系统，损伤脾胃，使后天之本受损，变生浊毒，以致百病丛生。

3. 人之浊毒

人之浊毒，即狭义之浊毒。

（二）狭义浊毒

狭义浊毒即人之浊毒，主要由情志不畅、神志不清、饮食不节（洁）、起居失常及代谢障碍所形成，又可分为"身之浊毒""心之浊毒"。

1. 狭义浊毒的生成

（1）情志不畅生浊毒：《素问·举痛论》有"百病生于气也"。喜、怒、忧、思、悲、恐、惊原本是人对外在环境各种刺激所产生的正常的生理反应。但当外来的刺激突然、强烈或持久不除，使情志激动过度，超过了人体生理活动的调节范围，则可使人体气机失调，进一步导致脏腑功能紊乱，气血运行失常，津液水湿不化，痰浊瘀血内停，日久蕴化浊毒，以致百病丛生。

（2）饮食不节（洁）生浊毒：《素问·脏气法时论》指出，"五谷为养，五果为助，五畜为益，五菜为充，气味合而服之，以补精益气"。这就要求我们以植物性食物为主、动物性食物为辅，并配合果、蔬，使饮食性味柔和，不偏不倚，以保证机体阴阳平衡，气血充沛。然而，随着人们生活水平的不断提高，传统的饮食习惯已被打破，过去偶尔食之的鸡鸭鱼肉等副食品已经成为普通百姓的日常饮食，高热量、高蛋白、高脂肪的"西式快餐"被国人奉为美味佳肴，强食过饮现象非常普遍。而过食肥甘厚味，则可使浊邪内生，正所谓"肥者令人内热，甘者令人中满"（《素问·奇病论》），"多食浓厚，则痰湿俱生"（《医方论·消导之剂》）。如今，高糖、高脂、多淀粉的饮食，使一些"富贵病"的发病率直线上升，以肥胖、"三高""三病"为主体的"代谢综合征"正在中国人生活中扩散。究其病因，多为"脂浊""血浊"等浊毒为害。另外，食品污染、农药化肥滥用，以及普遍存在的过度医疗、乱服药物现象，都使得人体脏腑受损，酿生浊毒。

（3）不良生活习惯生浊毒：《素问·宝命全形论》指出，"人以天地之气生，四时之法成"。人只有顺应自然气候的变化规律才能保持健康。但是随着各种现代化的生活设施不断地介入人类的生活，人们不必再"动作以避寒，阴居以避暑"，而是悠然地生活在人工营造的舒适环境之中。人们出入于乍热乍凉温度悬殊的环境，使机体腠理汗孔骤开骤闭，卫外功能难以适应，久而久之，闭阻体内的浊气即可化为浊邪而致病。而过量或长期嗜烟酒更是祸害无穷。因为"酒之为物，气热而质湿"（《证治准绳·杂病·伤饮食》），"过饮……生痰动火"（《顾松园医镜·卷二·谷部》），故大量饮酒后多有头目不爽、倦怠乏力、口干口黏、舌苔厚腻等湿浊阻滞之象，而长期嗜酒者每见面垢多眵、食少脘闷、口干口苦、舌苔黄腻等湿热阻滞之征。"烟为辛热之魁"（《顾松园医镜·卷十一·虚劳》），即便少量吸烟，也会给身体带来不容忽视的危害。大量的研究证明，吸烟可以导致冠状动脉痉挛，使血小板活性增加并凝聚成血栓。香烟燥热，极易损伤肺气肺阴，肺为水之上源，肺气肺阴受损，宣发和肃降失常，水液代谢失调，导致痰湿内生，故长期嗜烟者多见咳嗽多痰等痰浊内蕴之象。而缺乏有效运动也是现代人普遍存在的现象，久而久之，会使人体气血不畅，代谢失调，变生浊毒，引起各种身心疾病。

2. 狭义浊毒的分类

狭义浊毒可分为"身之浊毒"和"心之浊毒"。

（1）身之浊毒：它既是致病因素，又是病理产物。常由多种因素导致脏腑功能紊乱，气血运行失常，机体内产生的代谢产物不能及时正常排出，蕴积体内而化生，对人体脏腑经络及气血阴阳均能造成严重损害。按其所在部位，可分为脏浊毒、腑浊毒、经浊毒、络浊毒、气浊毒、血浊毒、津浊毒、液浊毒等；按其属性的不同，又可分为湿浊毒和谷浊毒两种。

①湿浊毒：人体从饮食中摄入的水谷精微应细分为"水精微"和"谷精微"，相应地，饮食在人体代谢失常所产生的病理产物也应分为"湿浊"和"谷浊"。湿浊是人体水液代谢失常所形成的病理产物的统称，包括水湿、痰饮等。关于水液在人体内的代谢过程，《内经》已有精辟论述。《素问·经脉别论》曰："饮入于胃，游溢精气，上输于脾，脾气散精，上归于肺，通调水道，下输膀胱，水精四布，五经并行。"水饮摄入人体后，经胃、小肠、大肠的消化吸收，脾脏的运化转输，上归于肺，通过肺气通调水道的作用，一方面把水液经肺气宣发，心脉运载，而输布全身，调养脏腑腠理皮毛等各组织器官，一部分变成汗液排出体外；另一方面水液沿着水道，经肺气的肃降，肝脏的疏利，三焦的通调，水液下降至肾，肾脏分别清浊，清者又上输于肺，敷布全身，浊者形成尿液，下输膀胱，经气化而把尿液排出体外。如此推陈出新，循环不息。无论是外罹天之浊毒、地之浊毒，还是七情、劳倦、饮食内伤，致使人体脏腑功能失调，或肺失于宣肃，或脾失于运化，或肾失于气化，皆可产生湿浊毒。尤其是脾运化水湿的功能失调，由于脾位于中焦，为人体气机升降的枢纽，脾失健运，则水液既无法上输于肺，又无法下达于肾，则水液停滞于体内，变生水湿、痰饮等湿浊。浊毒的生成一般遵循湿—热—浊—毒的演变过程。湿本是自然界的六气之一，《素问·五运行大论》曰："燥以干之，暑以蒸之，风以动之，湿以润之，寒以坚之，火以温之。"正常的湿气是万物赖以滋养繁茂的重要因素。如果湿气太过或非其时而有其气，则为湿邪。湿邪既有内外之分，又有清浊之别。就自然界来说，清湿者，地气轻清上升所致，雾露雨雪，皆为其象；浊湿者，重浊污秽，淫雨泥水皆为其象。就人体而言，或因外感湿邪，或因脾胃受损，水湿不化，久蕴体内，多从热化，多自热生。刘完素《河间六书》曰："湿本土气，火热能生土湿，故夏热则万物湿润，秋凉则湿复燥干也。湿病本不自生，因于火热怫郁，水液不能宣行，即停滞而生水湿。故湿者多自热生。"浊即湿久蕴热所致，叶

天士谓："湿久浊凝。"朱丹溪认为，"浊主湿热，有痰有虚"，"血受湿热，久必凝浊"。浊邪进一步发展即为浊毒，浊毒为浊邪之极，浊邪为浊毒之渐。

②谷浊毒：谷浊即谷精微在人体内运化失常所致。谷精微的化生和转运，主要是脾胃和大小肠共同作用的结果。《灵枢·海论》说："胃者，水谷之海。"《灵枢·本输》也说："胃者，五谷之府。"指出了胃的受纳功能。杨上善说："胃受五谷成熟，传入小肠。"指出了胃的腐熟功能。后世概括认为胃是对水谷进行初步消化的器官，具有受纳水谷，继而腐熟水谷成糊状食糜的功能。对于小肠的功能，《素问·灵兰秘典论》认为"小肠者，受盛之官，化物出焉"，后世概括为主受盛化物，泌别清浊，即指经胃初步消化的饮食物，在小肠内必须有相当时间的停留，以利于进一步彻底消化，将水谷分化为精微与糟粕两部分。脾则将这些谷食之精气化为营气和卫气，转运输送于上焦，大肠则将糟粕排出体外。《素问·经脉别论》曰："食气入胃，散精于肝，淫气于筋。食气入胃，浊气归心，淫精于脉。脉气流经，精气归于肺，肺朝百脉，输精于皮毛。毛脉合精，行气于府。"在这一系列过程中，任何一个环节出现障碍，都会使水谷精微运化失常而化生为谷浊。或因胃失和降，腐熟受纳功能障碍，致使水谷滞留中焦，化为浊毒，如朱丹溪所谓"故五味入口，即入于胃，留毒不散，积聚既久，致伤冲和，诸病生焉"，或小肠受盛泌别失常，清浊不分，或脾气虚弱，无力将水谷精微输布全身，滞留脉道日久而为浊（包括脂浊、糖浊等），或大肠传导失司，糟粕郁于肠内而生浊。上述各项虽本是精微物质或正常代谢产物，但是过量聚集或失于运化，均可对人体脏腑气血造成损害，我们称之为谷浊毒，它既是病理产物，又是致病因素。

（2）心之浊毒：主要是指对人体有害的不良精神意识思维活动，以及七情五志的异常。中医认为"心主神明"，所以人的精神意识思维活动为心所主，也就是"心主神志"。七情五志虽各有脏腑归属，但是心为君主之官，为五脏六腑之大主，人对客观世界的感知活动及内心体验都是在心神主导之下进行的，故心神在情志活动中也发挥着重要作用，也就是"心主情志"。因此我们把对人体有害的不良精神意识思维活动和七情五志的异常，都称为心之浊毒。心之浊毒主要为情志之浊毒，曾国藩说："治心之道，先去其毒，阳毒曰忿，阴毒曰欲。"这里的毒就可以理解为心之浊毒的情志之浊毒。情志之浊毒也可以细分为阴浊毒、阳浊毒，阴浊毒包括大忧、大思、大悲，阳浊毒包括大怒、大恐、大惊等。

二、浊毒的理论根源

在继承前人的基础上，依据当代人类疾病谱的深刻变革和对健康的新需求，不断地丰富中医学知识体系的关联及其所形成的多维、多层级结构，以创新适应时代需求的理论体系，是中医学不断蓬勃发展的内在动力，也是遵循中医药学自身发展规律，不断传承精华，守正创新的生动实践。浊毒理论体系的建立经历了一个从萌芽、发展、丰富到逐步完善的时期。姑且把先秦时期对浊毒相关认识称为萌芽期，以《内经》为代表的医学巨著的诞生，奠定了浊毒学说的理论基础；汉唐时期以张仲景等为代表的诸多医家，为浊毒理论的发展，特别是临床辨证论治体系的逐步形成，为浊毒理论的临床应用打下了基础；宋元明清时期的医家丰富了浊毒相关理论，为浊毒理论框架的初步形成提供依据；中华人民共和国成立后特别是近四十年来以李佃贵为学术带头人的科研团队在继承基础上创新，为浊毒理论的逐步完善和成熟打下了坚实基础。

（一）先秦时期以《内经》为代表的医学巨著奠定了浊毒学说的理论基础

在先秦医学巨著《内经》中，有多章节提到浊、毒，其所代表的含义也多种多样。在《内经》中对于"浊"的论述常与"清"相对，代表阴阳的不同属性、营卫的不同特性、面色明润与晦暗、水液清澈或浑浊、水谷精微与糟粕、精微物质的清稀稠厚、经络中气血的清浊、外来寒湿或内生湿浊、血气虚实多少等，与阴阳、虚实、正邪、营卫、气血、津液、精气等多方面有关。

1. 先秦时期对浊的认识

（1）《黄帝内经》中所指"浊"多与"清"相对而言："浊"作为生命活动过程中的生理代谢物质有两种含义。一是指饮食精微中质地较为稠厚的部分。如《素问·阴阳应象大论》中"清阳发腠理，浊阴走五脏"，《素问·经脉别论》中"食气入胃，浊气归心，淫精于脉"。二是指饮食代谢过程中及代谢后的残秽之物（呼出的浊气和排出的二便等），如《素问·阴阳应象大论》中"清气在下，则生飧泄；浊气在上，则生膜胀"，"清阳出上窍，浊阴出下窍"。

浊阴、浊气的内涵是指饮食精微中质地稠厚、营养成分高的部分，是构成和维持机体新陈代谢的重要物质。它来源于饮食，是包括机体消化吸收的一切营养物质的统称，如《内经》有"浊气出于胃"，"浊气归心"。清浊有不同的属性，生理状态下，清者为营，浊者为卫。《灵枢·根结》说："黄帝曰：逆顺五体者，言人骨节之大小，肉之坚脆，皮之厚薄，血之清浊，气之滑涩，脉之长短，血之多少，经络之数，余已知之矣，此皆布衣匹夫之士也。"而《素问·五脏别论》认为六腑"受五脏浊气，名曰传化之府"。六腑"水谷浊物"浑浊不清，不同于五脏储存的精微物质。

（2）以"清浊"说明阴阳升降：《素问·阴阳应象大论》认为"寒气生浊，热气生清。清气在下，则生飧泄；浊气在上，则生膜胀。此阴阳反作，病之逆从也"。正常情况下，"清阳为天，浊阴为地"，人体与之相应，"清阳出上窍，浊阴出下窍；清阳发腠理，浊阴走五脏；清阳实四肢，浊阴归六腑"。这里把清浊与阴阳相联系，以说明生理代谢时"升降出入"的原理。

《灵枢·阴阳清浊》论述气的清浊说："浊而清者，上出于咽，清而浊者，则下行。清浊相干，命曰乱气。"其中的"浊而清"与"清而浊"，指清与浊之间的转化，与阴阳之间的转化一样，清浊也可以互化，"浊中有清，清中有浊"，两者变动不居。《素问·阴阳应象大论》提出"清阳""浊阴"，《灵枢·阴阳清浊》提出"阴清而阳浊"。前者的清浊，是根据精微物质的稀稠、升降而定的，所以说"清阳浊阴"；后者按照精微物质的运动状态划分，"阴静阳躁"，"阴清而阳浊"。

2.先秦时期对毒的认识

（1）先秦时期医家已认识到毒对人体的侵害作用，六淫为毒或外来毒邪：《素问·生气通天论》有"故风者，百病之始也，清静则肉腠闭拒，虽有大风苛毒，弗之能害，此因时之序也"。作为病因具体又有"寒毒""湿毒""热毒""清毒""燥毒"之分。如《素问·五常政大论》指出："寒热燥湿，不同其化也。故少阳在泉，寒毒不生，其味辛，其治苦酸，其谷苍丹。阳明在泉，湿毒不生，其味酸，其气湿，其治辛苦甘，其谷丹素。太阳在泉，热毒不生，其味苦，其治淡咸，其谷黔秬。厥阴在泉，清毒不生，其味甘，其治酸苦，其谷苍赤，其气专，其味正。少阴在泉，寒毒不生，其味辛，其治辛苦甘，其谷白丹。太阴在泉，燥毒不生，其味咸，其气热，其治甘咸，其谷黔秬。化淳则咸守，气专则辛化而俱治。"六淫太过则可化为毒，外寒、湿、热、燥过盛可化为"寒毒""湿毒""热毒""燥毒"，作用于人体引发病症或使病情加重。如《素问·五常政大论》王冰注曰："夫毒者，皆五行标盛暴烈之气所为也。"此更指出毒标盛暴烈的特性。

（2）《神农本草经》中"毒"指药物或病因、疾病名称：如毒药、蛊毒、虫毒、毒蛇、菜肉诸毒。"犀角味苦寒。主治百毒蛊注，邪鬼瘴气，杀钩吻鸩羽蛇毒，除邪，不迷惑魇寐。久服轻身。生川谷。"以后到《伤寒杂病论》中更提出外毒、内毒、寒毒、温毒、毒药、阴毒、阳毒之不同。

（3）《内经》把有毒的药物分为大毒、常毒、小毒、无毒，药性毒力有强有弱：《素问·五常政大论》有"能毒者以厚药，不胜毒者以薄药"；《素问·异法方宜论》有"其病生于内，其治宜毒药，故毒药者，亦从西方来"；《素问·脏气法时论》有"毒药攻邪，五谷为养，五果为助"；《素问·移精变气论》有"今世治病，毒药治其内，针石治其外……"；《素问·至真要大论》有"帝曰：非调气而得者，治之奈何？有毒无毒，何先何后？愿闻其道。岐伯曰：有毒无毒，所治为主，适大小为制也。帝曰：请言其制。岐伯曰：君一臣二，制之小也；君一臣三佐五，制之中也，君一臣三佐九，制之大也"。在用毒药治疗时，要遵守上述原则，以不过为度，以免正气受伤，于事无补。

总之，《内经》等关于浊与毒有一定的认识，对指导以后的临床治疗起到了积极的促进作用，但先秦时期对浊毒的认识尚较肤浅，可以说尚处在萌芽期。

（二）以《伤寒杂病论》等为代表的浊毒临床辨证理论体系的初步形成

1. 对浊毒认识逐渐深入

《伤寒杂病论·杂病例第五》在论浊时指出："清邪居上，浊邪居下，大邪中表，小邪中里，谷饪之邪，从口入者，宿食也。"《伤寒杂病论·平脉法第一》中提到浊邪致病的病因病机时说："寸口脉，阴阳俱紧者，法当清邪中于上焦、浊邪中于下焦。清邪中于上，名曰洁也；浊邪中于下，名曰浑也。阴中于邪，必内栗也，表气虚微，里气不守，故使邪中于阴也。阳中于邪，必发热、头痛、项强、颈挛、腰痛、胫酸，所谓阳中雾露之气。故曰清邪中上、浊邪中下。阴气为栗，足膝逆冷，便溺妄出，表气微虚，里气微急，三焦相混，内外不通。上焦怫郁，脏气相熏，口烂食断也；中焦不治，胃气上冲，脾气不转，胃中为浊，荣卫不通，血凝不流。"《格致余论》曰："或因忧郁，或因厚味，或因无汗，或因补剂，气腾血沸，清化为浊。"提出多种病症与浊邪及其导致的脏腑功能失调有关。

这一时期对毒邪的分类等做了深入探讨。如《诸病源候论》已深刻认识到所谓温毒、热毒、湿毒和寒毒，与六淫之温、热、湿、寒有质的不同。《备急千金要方》有"毒病之气"可致"时气瘟毒"的认识。《外台秘要》更列举众多的毒物致病与解毒之方。

唐代对浊毒的认识和治疗逐渐走向成熟。如孙思邈《备急千金要方》提出的毒的有多种，如蛊毒、漆毒、阴毒、热毒、风毒、虫毒、时行毒、气毒、温毒、瘴疠毒、气寒毒、阳毒、鸩毒等。

提到与毒相关的病因病机时，孙思邈认为，"问曰：何故得者有冷有热？答曰：足有三阴三阳。寒中三阳，所患必冷，暑中三阴，所患必热，故有表里冷热，冷热不同，热者治以冷药，冷者疗以热药，以意消息之。脾受阳毒即热顽，肾受阴湿即寒痹"《备急千金要方·卷七·风毒脚气方》。该书卷十三心脏方中说："淫邪之气因而作，则脏腑随时受夏疫病也，其病相若腑虚则阴邪气所伤，身战脉掉捉所不禁，若脏实则为阳毒所侵，肉热口开舌破咽塞声嘶。"

对毒病的诊断，孙思邈认为："三部脉坚而数如银钗股，蛊毒必死，数而软，蛊毒病得之生。"（《备急千金要方·卷二十八·脉法》）"春三月者，主肝胆青筋牵病也，……若脏实则为阳毒所损，涩涩前寒而后热，颈外双筋牵不得屈伸，颈直背强，眼赤黄，若欲转动合身回侧，故曰青筋牵病。"（《备急千金要方·卷十一·肝脏》）

2. 治浊毒之法逐渐丰富

《金匮要略》把毒邪依据证候属性分为阳毒和阴毒，提出"阳毒之为病，面赤斑斑如锦纹，咽喉痛，唾脓血，五日可治，七日不可治，升麻鳖甲汤主之""阴毒之为病，面目青，身痛如被杖，咽喉痛，五日可治，七日不可治，升麻鳖甲汤去雄黄蜀椒主之"，对后世治疗具有指导意义。

对于毒证治疗，孙思邈在《备急千金要方》中更提出了较为具体的辨证施治方法，如"第三竹沥汤，治风毒入人五内，短气，心下烦热，手足烦疼，四肢不举，皮肉不仁，口噤不能语也。""大鳖甲汤治脚弱风毒挛痹气上，及伤寒恶风，温毒，山水瘴气热毒，四肢痹弱方。""又有风热毒相搏为肿，其状先肿上生瘭浆如火灼处，名曰风热毒，治之一如丹法。""毒痹，身体痉强，及夹胎中风，妇人百病方。"

《备急千金要方》谈到浊证治疗时认为人体"气难清而易浊也"，提出治疗要使"清血莫出，浊血莫扬，良药百裹"。对于肠中有脓、血为浊败的肠痈，孙思邈提出："妇人肠中有脓，为下之即愈。师曰：寸口脉滑而数，滑则为实，数则为热；滑则为荣，数则为卫。卫数下降，荣滑上升，荣卫相干，血为浊败，少腹否坚，小便或涩，或复汗出，或复恶寒，脓为已成，设脉迟紧，即为瘀血，血下则愈，治肠痈，大黄牡丹汤方。"

宋代《严氏济生方》提出痹证从毒治疗的依据，"治肝肾虚弱，或久履湿冷之地，或足汗脱履，或洗足当风，为湿毒内攻，两胫痛痹弱，或皮肉紫破有疮，足膝挛重""所谓瘤冷者，阴毒沉瘤而不解也；积热者，阳毒蕴积而不散也""治白虎历节，风毒攻注，骨髓疼痛，发作不定"。金元时期，张从正、刘河间继承前辈观点，将解毒攻邪作为外感病的治法之一。

（三）明清时期浊毒理论体系框架初步形成

1. 浊毒认识更为全面

叶天士认为："惊惶忿怒，都主肝阳上冒，血沸气滞瘀浊。或因饮食劳倦，困脾碍胃，气机失调，清阳不升，浊阴不降"；沈金鳌《杂病源流犀烛》更明确指出，"浊病之源，大抵由精败而腐者居半"，提出了浊病的名词及病因。

吴又可在《温疫论》中提出"杂气说"，明确了毒邪的含义，认为毒既属六淫之甚，也包括六淫之外的特殊致病物质。余霖更进一步指出："疫既曰毒，其为火也明矣。"何秀山认为"火盛者必有毒"。王孟英更明确指出："疫证皆属热毒，不过有微甚之分耳。"喻昌认为："内因者，醇酒原味之热毒，郁怒横逆之火毒也"，指出毒为疮疡内因之一。《温病条辨》认为，"脾郁发黄，黄极则诸窍为闭，秽浊塞窍者死"，提示急重病症与秽浊、浊毒有关。

2. 浊毒临床表现

叶天士在《温热论》中提出"浊邪害清"。《格致余论》认为，"湿者，土浊之气。……浊气熏蒸，清道不通，沉重而不爽利，似乎有物以蒙冒之"。浊邪害清，蒙闭清窍，阻遏清阳，蒙闭神明，故而可出现头昏目眩，神昏谵妄，甚或失聪等症。《张氏医通》更有"浊气凝滞，则为痰厥"的看法，并提出痰厥的特征和治法。《血证论》载有"清气升而津液四布，浊气降而水道下行"，并论述了大便不行、小便不利等症状与浊毒的关系。

3. 虞抟提出血浊的概念

虞抟在《医学正传》中指出："脉阳洪数，阴实大，更遇温热，两合变为温毒。"温毒为阳热实证，虞抟提出治疗积毒的注意事项，认为"若积毒在脏腑者，徒竭其血于外，无益也"，"毒药以治其病。盖药性各有能毒，然中病者，借其能以获安；不中病者，徒惹其毒以增病耳"。他认为湿病的成因为"如持虚受物，后又因起居饮食男女，渐成郁气，二气积于厥躬，脾先受之，乃为湿病，温积之久，火气出焉，火气滋蔓，气浊血污，化生诸虫，以次传历脏腑"。

虞抟又提出瘀浊杂气为病因之一，认为"自头面来为顺风，自足起者为逆风，多因感寒热与瘀浊杂气而成"。他在《医学正传》中曰，"今少阴微紧，血则浊凝，经养不周，胎则偏夭，少腹冷满、膝膑疼痛，腰重起难，此为血浊，若不早去，害母失胎"；"气得邪而郁，津液稠黏，为痰为饮，积久渗入脉中，血为之浊，此阴滞于阳也"；"多酒之人，酒气熏蒸，面鼻得酒，血为极热，热血得寒，污浊凝结而不行，故色紫黑"。虞抟认为血浊为阴滞于阳，污浊凝结，对血浊有了更清晰的理解和认识。

4. 阐述浊毒与湿、温关系

叶天士提出浊邪致病的病理机制，在《温热论》中提出"清窍为之壅塞，浊邪害清也"。吴鞠通《温病条辨》明确提出了浊毒与温热的相互关系，"温毒者，诸温夹毒，秽浊太甚也"，认为温毒为诸温夹毒，属于秽浊太甚。书中又有"湿气太过，反伤本脏化气，湿久浊凝，至于下焦，气不惟伤而且阻矣"，提出湿久导致浊凝的病机改变。

5. 外科病证多为浊毒结聚

陈实功《外科正宗》认为外科的病证多为毒结聚于内外，"对心发者，乃心火妄动热极而发之也。况心为主宰，周身蕴热流会于此，其结为患，又称毒"。外科瘿瘤的产生也和浊聚有关，"夫人生瘿瘤之证，非阴阳正气结肿，乃五脏瘀血、浊气、痰滞而成"。"治忧郁伤肺，致气浊而不清，聚结为瘤，色白不赤，软而不坚，由阴阳失度，随喜怒消长者宜服。"

他进一步提出毒邪内聚的治法，先宜解毒护心为主，次宜内托清心为要，间以护心散防毒攻心。"又有生平情性暴急，纵食膏粱，或兼补术，蕴毒结于脏腑，火热流注肛门，结而为肿，其患痛连小腹"，"脉络必虚，酒食之毒，乘虚流结，或淫极强固精气，以致败精浊血遂传大肠，又或饮食浓味，燥湿流注俱成斯疾"，治法为"发生于肩下脊上者，乃因饮食膏粱积毒所致。发出高肿鲜明，根脚不过两肩者为顺。先宜解毒护心为主，次宜内托清心为要，间用蜡矾丸、护心散防毒攻心"。

6. 浊毒诊断更为详尽

明代张景岳在《景岳全书》中将清浊用于脉诊的总结，"如曰：脉形圆净，至数分明，谓之清；脉形散涩，至数模糊，谓之浊。质清脉清，富贵而多喜；质浊脉浊，贫贱而多忧。质清脉浊，此为清中之浊，外富贵而内贫贱，失意处多，得意处少也；质浊脉清，此谓浊中之清，外贫贱而内富贵，得意处多，失意处少也。若清不甚清，浊不甚浊，其得失相半，而无大得丧也。富贵而寿，脉清而长；贫贱而夭，脉浊而促。清而促者，富贵而夭；浊而长者，贫贱而寿"。

7. 治法渐趋完善

张景岳提出制毒为要。如《景岳全书》说："摅阴寒湿浊之毒，发散四肢之壅滞，除剪五脏结伏，开肠和胃，行脉通经，莫过于散也。"又说："温病暑病之作，本由冬时寒毒内藏，故至春发为温病，至夏发为暑病，此以寒毒所化，故总谓之伤寒。"由此，他提出了治疗原则："岂古人之不尔若耶？是不知相制相使之妙者也，是执一不通而不知东垣之法者也。余曰：夫相制者，制其毒也。"

明代王肯堂《伤寒证治准绳》提出咽痛阴阳毒的治疗方法。"凡咽痛有阴阳二毒，凡阳毒咽喉肿痛乃热极也，阴毒咽喉不利乃冷极也，阳毒脉浮数而大，咽痛吐脓血，《千金》《外台》用乌扇膏治之，活人用黑奴丸，又阳气独胜，狂躁咽痛，脉洪实滑促，活人用葶苈苦酒汤。"对于热浊的特点，他认为"斯语诚然，要知热中亦兼秽浊，秽浊亦阴类也。是中热非纯无阴也。盖洁古所指之中暑，即本论后文之湿温也；其所指之中热，即本论前条之温热也。"

《温疫论》从气血清浊阴阳属性探讨战汗的治法，曰："凡疫邪留于气分，解以战汗，留于血分，解以发斑。气属阳而轻清，血属阴而重浊。是以邪在气分则易疏透，邪在血分恒多胶滞，故阳主速而阴主迟，所以从战汗者，可使顿解，从发斑者，当图渐愈。"

8. 吴鞠通提出化浊解毒法，方药具雏形

吴鞠通在具体治疗方法上提出败毒、拔毒、以毒攻毒、解毒、化毒、芳香化浊等治法，并依据病位、病势的不同，灵活应用化浊、导浊、驱浊之法。《温病条辨》中认为，"按此证由上焦而来，其机尚浅，故用菱皮、桔梗、枳壳微苦微辛开上，山栀轻浮微苦清热，香豉、郁金、降香化中上之秽浊而开郁"，"以藿香化浊，厚朴、广皮、茯苓、大腹泻湿满"，"半夏辛平而主寒热，蚕沙化浊道中清气"，"槟榔至坚，直达肛门散结气，使坚者溃，聚者散，引诸药逐浊气，由肛门而出"，"晚蚕沙化浊中清气，大凡肉体未有死而不腐者，蚕则僵而不腐，得清气之纯粹者也，其粪不臭不变色，得蚕之纯清，虽走浊道，而清气独全，既能下走少腹之浊部，又能化浊湿而使之归清，以

己之正，正人之不正也"，"朴、橘行浊湿之滞气，俾虚者充，闭者通，浊者行而坠痛自止，胃开进食矣"。

三、浊毒的病因病机

病因、病机是疾病动态演变过程中不可分割的两部分。"因"者，一为原因，即将浊毒视为一种致病因素，既可由表侵入，又能由里而生；二为导致浊毒的原因，涵盖了浊毒及在其基础上形成的与浊毒相关的病理产物。浊毒作为复合的病因、病机，其致病过程即机理演变贯穿于整个动态过程中，表现为易耗气伤血、壅结脉络，易阻碍气机、胶滞难去，易积成形、败坏脏腑，以及迁延性、难治性、顽固性、内损性的特征。从西医学视角探讨浊毒的致病机理，认为浊毒病邪胶结作用于人体，是通过"浊化—浊变—毒害"的病理演变，最终导致细胞、组织和器官代谢功能失常，乃至衰竭，其中包括现代病理学中的炎症、增生、萎缩、化生和癌变等变化。浊毒病邪常侵犯消化系统，是慢性萎缩性胃炎、消化性溃疡、溃疡性结肠炎、肝硬化、胰腺炎等疾病重要的致病因素。如在慢性萎缩性胃炎中，先有肝郁气滞，横犯中土，克脾伐胃，中土既虚，水湿停聚，继而积湿成浊，浊郁化热，热蕴成毒，浊毒之邪深伏胃络血分，最终形成慢性萎缩性胃炎烦杂难解的病理改变。将现代微生物学与浊毒理论相结合来看，"浊"在疾病状态下的人体内以微生态群的形式存在，与人体内微生态环境的变化密切相关，而"毒"则是致病因素达到一种高度聚集或相对制约机制遭到破坏而成的病理状态。当人体微生态内环境失衡时，即表现为"浊"，从而进一步产生"毒"。此外，浊毒还可侵及全身多系统，如呼吸系统、心脑血管系统、风湿免疫系统等，其致病常导致机体内部失调，发生脏腑组织器官等功能、代谢、形态结构上的变化。浊毒作为病理产物，在疾病发展、演变过程中亦有重要作用，如在慢性、难治性疾病病变过程中脏腑功能紊乱，气血运行失常后可产生浊毒，进一步损伤原发病灶，耗损气血，破坏形体。将浊毒作为该领域深入研究的切入点之一，在辨证、遣方用药方面考虑到浊毒的作用，对于提高临床疗效有一定的作用。

浊毒作为外邪，由表侵入；作为内邪，由内而生。而内因是根据，外因是条件，正所谓"正气存内，邪不可干""邪之所凑，其气必虚"。浊毒证形成的内在因素，包括中气的虚实、阳气的盛衰、体质的强弱和内生湿浊的有无等，即所谓"内外相引"。人体是否易患病，内生浊毒起决定作用，而内生浊毒多责之于脾胃功能，如叶天士所言之湿热病"又有酒客，里湿素盛，外湿入里，里湿为合"，即指出嗜食酒肉，影响脾胃运化而湿热内生，是湿热类温病发生的重要因素。后薛生白取叶氏之意，提出了"太阴内伤，湿饮停聚，客邪再至，内外相引，故病湿热"的观点。《医宗金鉴》云："人感受邪气虽一，因其形脏不同，或从寒化，或从热化，或从虚化，或从实化，故多端不齐也。"浊毒证的发展，有热化和寒化的不同，从而形成伤阴伤阳之病理机转，不同的病机转化与病邪、体质及治疗恰当与否密切相关。

1. 外感淫疠毒邪

浊毒可由外而入，或从皮毛，或从口鼻，侵入机体，对人体脏腑、经络、气血、阴阳均能造成严重损害。"浊"者，不清也，浊与湿紧密相关，外感湿浊，由表入里。外界湿浊之邪侵入人体的途径大致有三条：一是通过呼吸由口鼻进入人体，先影响人体的上焦，进而影响中焦、下焦。正如《医原·湿气论》所说："湿之化气，多从上受，邪自口鼻吸入，故先伤天气，次及地气。"二是通过肌肉皮肤渗透进入人体，先客于肌表关节，次阻经络，最终深入脏腑。清代张璐说："湿气积久，留滞关节。"《素问·调经论》曰："风雨之伤人也，先客于皮肤，传入于孙脉，孙脉满则传入于络脉，络脉满则输入于大经脉。"又曰："寒湿之中人也，皮肤不收，肌肉坚紧，荣血泣，卫气去，故曰虚。"三是湿邪中伤脾胃。《六因条辨·卷下》曰："夫湿乃重浊之邪，其伤人也最广……殆伤则伤其表，表者，乃阳明之表，肌肉也，四肢也；中则中其内，内者，乃太阴之内，脾阴也，湿土也。故伤表则肢节必痛，中里则脘腹必闷。"当然外感湿浊之邪侵犯人体，可能只有一种途径，也可能两种或者三种途径同时存在。如湿温病初起多为卫气同病，为湿热之邪同时侵犯人体的肌表和脾胃所引起，因此在临床诊治时，应灵活应用，不可教条。外感之邪，凡有湿性者，即为浊毒之一种，即或无湿，侵袭人体，留止不去，易生浊化毒，必防浊毒之变。

另外，外来之毒邪，侵袭人体，易极化为浊毒性质而致病。"外毒"是来源于人体之外的环境产生的有害于人体健康的因素，结合西医学的认识，外毒包括化学致病物、物理致病物、生物致病物等。化学致病物包括药毒、毒品、秽毒、各种污染等，废气污水、生物垃圾、化肥农药、装饰材料、烧烤粉尘等皆可为毒。物理致病物包括跌仆损伤等意外伤害，水、火、雷、电等自然灾害，气候、气温变化，以及噪声、电磁波、超声波、射线辐射对人体的干扰等。其中气候变化是引起疾病发生的因素之一。气候变化是毒邪、疫疠之毒产生和传播的重要条件。生物致病物包括温病毒邪、疫疠之毒、虫兽毒、食物中毒等。《诸病源候论》曰："诸生肉及熟肉内器中，密闭头，其气壅积不泄，则为郁肉，有毒，不幸而食之，乃杀人。其轻者，亦吐利烦乱不安。"《金匮要略》曰："六畜自死，皆疫死，则有毒，不可食之。"

外来之浊与毒，侵入人体，影响人体的新陈代谢，导致气机失调，脏腑失用，从而浊毒内生，蕴于体内，百病丛生。

2. 饮食失节

《素问·脏气法时论》指出："五谷为养，五果为助，五畜为益，五菜为充，气味合而服之，以补精益气。"这就要求我们以植物性食物为主，动物性食物为辅，并配合果、蔬，使饮食性味柔和，不偏不倚，以保证机体阴阳平衡，气血充沛。然而，随着人们生活水平的不断提高，传统的饮食习惯已被打破，过去偶尔食之的鸡、鸭、鱼、肉等副食品已经成为人们的日常饮食，高热量、高蛋白、高脂肪的"西式快餐"被奉为美味佳肴，强食过饮现象非常普遍。而过食肥甘厚味，超出脾胃运化功能，则湿聚食积，化为痰饮，蕴郁日久，化为浊毒之邪。正所谓"肥者令人内热，甘者令人中满"（《素问·奇病论》），"多食浓厚则痰湿俱生"（《医方论·消导之剂》）。

饮食失节，影响人体气血的运行。《素问·五脏生成》指出："多食咸，则脉凝泣而变色。"《张氏医通·诸血门》亦曰："人饮食起居，一失其节，皆能使血瘀滞不行也。"血瘀久则成毒，百病乃变化而生。这也是现代社会高脂血症、高血压等心脑血管疾病，糖尿病，肥胖病等发病率大大升高的主要原因之一。故《素问·通评虚实论》指出："消瘅，仆击，偏枯，痿厥，气满发逆，肥贵人，则高粱之疾也。"

3. 情志不畅

《素问·八正神明论》说："血气者，人之神，不可不谨养。"神态是内在气血的总体体现，因此所谓"清静"，指的是人体精神状态的安详，是一个人内在脏腑气血功能正常的外在表现。人体在精神上能够长期保持清静，营卫之气运行有序，肌肉腠理的功能状态正常，表现为致密而柔顺，邪气难以进犯机体，人体就不会得病。正所谓"正气存内，邪不可干"。喜、怒、忧、思、悲、恐、惊原本是人体对外在环境各种刺激所产生的正常的生理反应，但当外来的刺激突然、强烈或持久不除，使情志激动过度，超过了人体生理活动的调节范围，则可使人体气机失调，进一步导致脏腑功能紊乱，气血运行失常，津液水湿不化，痰浊瘀血内停，浊毒由此而生。故《证治准绳·杂病·喘》谓："七情内伤，郁而生痰。"《医述·杂证汇参·血证》亦曰："或因忧思过度，而致营血郁滞不行；或因怒伤血逆，上不得越，下不归经，而留积于胸膈之间者，此皆瘀血之因也。"情志因素与痰瘀的关系亦受到了现代学者的重视。日本学者永田胜太郎认为，慢性紧张是导致瘀血证的主要原因之一，瘀血状态就是低血清辅酶 Q 状态，它是一种慢性应激反应，即虽然交感神经释放儿茶酚胺，但其靶器官的心肌处于劳损状态，使全身的最小动脉收缩，末梢血液循环障碍，以致毛细血管系统、静脉系统瘀血。国内也有学者对冠心病瘀血证与 A 型性格、心理应激的关系进行了调查分析，发现情志因素与瘀血的关系密切。《素问·调经论》说："喜则气下，悲则气消，消则脉虚空，因寒饮食，寒气熏满，则血泣气去，故曰虚矣。"大喜不止，削弱人体正气，正气一虚，病从内生；悲喜过度，人体"脉空虚"，正气不足，过食寒凉，寒气主凝滞，血凝之后，进一步加重气虚，为生理物质的"浊毒化"打下了基础。

《素问·举痛论》有"百病生于气也"，气不通畅，则毒邪内生。如气盛生毒，因气有余便是火热，火热之极即为毒；热毒、火毒的存在又可进一步伤害人体脏腑组织，产生腑实、阴伤、血瘀等一系列病理后果；气郁生毒，情志变化刺激过于突然、持久，使脏腑功能紊乱，升降出入失常，影响气机的通畅条达，津血的输布，可蓄郁而为毒，从而导致疾病。浊毒在体内蕴积日久，又可对人体脏腑经络造成严重损害，百病由此乃变化而生。这就是"郁生浊毒"。

4. 环境改变

《素问·宝命全形论》指出："人以天地之气生，四时之法成。"人只有顺应自然气候的变化规律才能保持健康。随着各种现代化的生活设施不断地介入人类的生活，人们不必再"动作以避寒，阴居以避暑"，可以悠然地生活在人工营造的舒适环境之中。即使夏季室外酷暑炎热，室内也可以冷气习习；冬季户外冰雪凛冽，屋内也可以暖气融融。人们出入于这样乍热乍凉或乍寒乍暖温度悬殊的环境，使机体腠理汗孔骤开骤闭，卫外功能难以适应，久而久之，闭阻体内的浊气即可化为浊毒而致病。

环境的自然变化和人类对环境的干预使人类的生活环境发生了空前的变化，这种变化对人体的影响是巨大的、多层面的，从中医学的角度看，湿浊阻滞是一个不容忽视的方面。现代流行病学调查亦已证明了这一点。有人对石家庄市各行业共 1005 人进行整体随机抽样调查，结果表明：有湿阻症状者占 10.55%，且与性别、年龄、职业无明显联系，主要病因为环境湿气过重、性格急躁或忧郁，以及饮食不节，主要病位在脾。湿浊阻滞，气机不畅，进一步导致血行受阻，结滞成瘀，百病由此变化而生。

5. 运动缺乏

《素问·宣明五气》云："久视伤血，久卧伤气，久坐伤肉。"若长年伏案，以车代步，室外活动减少，不仅可以导致气血亏虚，而且还可以使气机阻滞，津液运化，布散失常，难免滋生浊毒之邪。多食少动，对于浊毒体质的产生具有重要作用。颜元在《颜习斋言行录》中写道："习行礼、乐、射、御之学，健人筋骨，和人气血，调人情性，长人仁义……为其动生阴阳，下积痰郁气，安内抒外也。"这充分表明，体育运动既可强身健体，娱乐身心，磨炼意志，促进德智发展，又可防病治病，帮助身体早日康复。

6. 虚损劳倦

人体是否发病，主要取决于正气强弱。"正气存内，邪不可干""邪之所凑，其气必虚"是中医药贡献给人民大众的养生智慧。《灵枢·百病始生》说："风雨寒热不得虚，邪不能独伤人。卒然逢疾风暴雨而不病者，盖无虚，故邪不能独伤人。此必因虚邪之风，与其身形，两虚相得，乃客其形。两实相逢，众人肉坚。其中于虚邪也因于天时，与其身形，参以虚实，大病乃成。气有定舍，因处为名。"

虚易招邪，虚处留邪；邪碍气机，化生浊毒。这往往是一个连续的过程。《素问·调经论》说："有所劳倦，形气衰少，谷气不盛，上焦不行，下脘不通，胃气热，热气熏胸中，故内热。"由劳倦导致的形气衰少，还只是一个"纯虚无邪"的病理状态，一旦在这个基础上出现"上焦不行，下脘不通"，就不是纯虚无邪了，而是清浊相干，浊毒内生的一种现象，所以患者可见到"内热"的各种证候表现。

7. 他邪转化

浊毒之邪与内生五邪、外感六淫密切相关，又有不同。浊毒兼具浊与毒的特性，可以由他邪转化，且为诸邪致病之甚者也。如食积，本为伤食，食积日久则生湿聚痰，湿与痰即具浊之性，湿痰蕴积日久则生毒，至此浊毒生焉。浊毒生则导致胃病渐重，甚至癌变。饮食若超过自身耐受量，则可转化成浊毒。如过饮久饮之酒浊毒；过食为病之食积化浊毒；大便干燥影响毒素排出，吸收毒素过多成粪毒；血糖、血脂过高形成糖浊毒、脂浊毒等。

另外，水湿痰饮可转化为浊毒，汗液、二便不通，浊阴或水湿无以出路，内困日久而成"浊毒"；更多久病虚损，肺、脾、肾及三焦等脏腑气化功能失常，肾元衰败，导致浊毒内生。水、津、液本为体内的正常物质，若超出生理需要量，或停留于局部，或失其所，也成为一种毒。如水液代谢紊乱，水液过多为病之水毒、湿毒；机体在代谢过程中产生的各种代谢产物排出困难，蓄积日久，郁而化毒则为浊毒。瘀血亦可转化为浊毒之邪，瘀血是血液运行失常而化生的病理产物，常表现为瘀毒、出血、癥瘕。若瘀久不消，全身持久得不到气血的濡养，则出现面色黧黑、口唇紫暗、皮肤粗糙状如鳞甲，则成瘀毒；瘀血阻滞脉络，血液不循常道，溢出脉外，可见各种出血；体内肿块日久不化，质硬，固定不移，夜间痛甚，即癥瘕。血瘀则气滞，气血瘀滞则脉络阻塞，脏腑功用失常，从而导致浊毒内生。另外，所瘀之血，所溢之血，日久即具浊毒之性，致人病生。

四、浊毒的致病特点

（一）浊毒黏滞，病程缠绵

"黏"，即黏腻；"滞"，即停滞。所谓黏滞是指浊毒致病具有黏腻停滞的特性。这种特性主要表现在两个方面：一是症状的黏滞性，即浊病症状多黏滞而不爽，如大便黏腻不爽、小便涩滞不畅、分泌物黏浊和舌苔黏腻等；二是病程的缠绵性，因浊性黏滞，蕴蒸不化，胶着难解，故起病缓慢隐袭，病程较长，往往反复发作或缠绵难愈。如湿温，是一种由湿浊热邪所引起的外感热病，由于浊毒性质的特异性，在疾病的传变过程中，表现出起病缓、传变慢、病程长、难速愈的明显特征。其他如湿疹、着痹等，亦因其浊而不易速愈。

浊毒之邪积聚体内，相互为用，日久必凝结气血，燔灼津液，致脏腑败伤，其病多深重难愈，病期冗长，病久入血入络，可致瘀血出血。许筱颖等认为：浊性黏滞，易结滞脉络，阻塞气机，缠绵耗气；毒邪性烈善变，易化热耗伤阴精，壅腐气血。"毒"之形成，与"浊"有密切的关系。若浊毒日久不解，深伏于内，耗劫脏腑经络之气血，而呈现虚实夹杂之证，临床则表现为缠绵难愈，变化多端。

（二）滞脾碍胃，阻滞气机

浊为阴邪，其性黏滞，最易困阻脾之清阳，阻塞气机。脾胃为人体气机升降运动的枢纽，脾不升清，胃不降浊，气机升降失常。如《灵枢·小针解》云："言寒温不适，饮食不节，而病生于肠胃，故命曰浊气在中也。"若湿邪中阻，脾胃受病，气机升降之枢纽失灵，人体之气机升降，权衡在于中气。三焦升降之气，由脾鼓动，中焦和，则上下顺。阳明为水谷之海，太阴为湿土之脏，胃主纳谷，脾主运化，脾升则健，胃降则和，所以中焦气和，脾胃升降皆得适度，则心肺在上，行营卫而光泽在外；肝肾在下，养筋骨而强壮于内；脾胃在中，传化精微以溉四旁。人体保持正常的气机升降运动，是为无病。脾为浊困，湿浊内聚，使脾胃纳运失职，升降失常。脾阳不振，湿浊停聚，则胸闷脘痞，纳谷不香，不思饮食，肢体困重，呕恶泄泻等，以及分泌物和排泄物如泪、涕、痰、带下、二便等秽浊不清，舌苔白腻润滑而液多，脉沉濡而软，或沉缓而迟。

（三）常相兼夹，耗气伤阴

浊毒为病，常与痰、湿、瘀、毒并存。浊毒较之湿邪，更为黏腻滞涩，重浊稠厚，因此，病势更为缠绵难愈，多久久不能尽除。较之痰邪，浊毒变化多端，可侵及全身多个脏腑、四肢百骸，同时又会随体质及环境因素寒化、热化，从而出现种种变局。浊毒的存在可导致痰、瘀、毒等病理产物的产生，相兼为病，加重病情。浊毒困扰清阳，阻滞气机，可以导致津液停聚，加重痰浊；浊毒胶结，阻碍气血运行，更可加重气血瘀滞。浊毒伤人正气，蕴结成毒，或化热生毒，更可耗血动血，败坏脏腑。四者相兼，元气日衰，则病归难治。

（四）阴阳相并，浊毒害清

浊性类水，水属于阴，故浊为阴邪。浊为阴邪，易阻气机，损伤阳气，"湿胜则阳微"，由湿浊之邪郁遏使阳气不伸者，当用化气利湿通利小便的方法，使气机通畅，水道通调，则浊毒可从小便而去，湿浊去则阳气自通。浊毒为阴邪，郁久化热生毒，兼具湿热毒性，此时多见湿热结聚，毒性昭彰之特点。故此说，浊毒为阴邪、阳邪相并，正如湿与热相并，如油入面，而浊毒为湿热之甚，阴阳更难分离，驱散消解更加困难。

湿浊之邪害人，阻遏清阳，蒙蔽神明、心窍、头部孔窍，出现头昏目眩，神昏谵语，甚或失聪。所以叶天士《温热论》有"浊毒害清"之说。《格致余论》云："湿者土浊之气……湿气熏蒸，清道不通，沉重而不爽利，似乎有物以蒙冒之。"慢性肾衰竭尿毒症脑病、肝衰竭肝性脑病，都具有浊毒胶塞黏滞，蒙蔽清窍，神明失守的特点。

（五）易积成形，蕴久生变

浊毒之邪重浊、黏滞，易损脏腑，腐血肉，生恶疮癌肿。其临床表现为气味秽臭，或腥臭如败卵，肌肉组织多有腐烂，或易生赘疣；头昏蒙，甚则意识不清，身痛不可名状；骨蒸、恶寒、微热，自汗或盗汗，大便水样如注，或溏泄、黏滞不爽，或吐、呕，或便冻血如烂肉样，或流腐汁黄水，妇女则黄白带下、外阴瘙痒，或刺痛、出浊水物等。如浊毒犯肾，开阖失司，可见通身浮肿，二便俱闭。浊毒日久不去，肾脏持续损害可致肾衰竭。王永炎强调毒邪在缺血性中风发病中的重要性，提出中风后常有瘀毒、痰毒、热毒互结，破坏形体，损伤脑络。周仲瑛认为乙肝慢性期，症状相对隐伏，病势缠绵，病程较长，"瘀毒"为其主要的病理环节，解毒化瘀为其基本治疗大法。浊毒要与一般的湿热之邪区别开来。这里的浊毒之邪是在原有病邪的基础上化生而又保留了原有病邪的特点，虽然与湿邪、热邪、瘀血等有联系，但已是完全不同的概念。

浊毒侵及人体，留滞于脏腑、经络，病久不去，容易生变。浊毒病邪胶结作用于人体胃部，导致胃部细胞、组织浊化，即病理损害过程；浊化的结果导致细胞、组织浊变，即形态结构的改变，包括现代病理学中的肥大、增生、萎缩、化生和癌变，以及炎症、变性、凋亡和坏死等变化。浊变的结果是毒害细胞、组织和器官，使之代谢和功能失常，乃至功能衰竭。浊毒黏滞使胃络瘀滞，气不布津、不养经，胃失荣养，腺体萎缩，久久不愈，终则发生肠上皮化生或异型增生。可见，浊毒之邪黏滞不解，盘踞成积是慢性胃炎病程长、反复难愈的关键所在，亦是肠上皮化生及异型增生形成的"启动因子"。慢性胃炎，从浅表性胃炎到萎缩性胃炎，再到肠上皮化生伴异型增生，甚至癌变的过程，就是浊毒内蕴，日久生变的过程。

五、浊毒的辨证

浊毒既是一种对人体脏腑经络及气血阴阳均能造成严重损害的致病因素，同时也是多种原因导致脏腑功能紊乱、气血运行失常，机体内产生的代谢产物不能及时正常排出蕴积体内而化生的病理产物。浊毒证是指以浊毒为病因使机体处于浊毒状态，从而产生特有临床表现的一组或几组证候群。浊有浊质，毒有毒性。浊质黏腻导致浊邪为病，多易结滞脉络，阻塞气机，缠绵耗气，胶着不去而易酿毒性；而毒邪伤人，其性烈善变，损害气血营卫。两者相合则因毒借浊质、浊夹毒性，多直伤脏腑经络。浊毒可侵犯上、中、下三焦，但以中焦最为常见，在中焦则以脾胃最为常见。

（一）浊毒证的主症与兼次症

以浊毒为病因病机使机体产生特有临床表现的一组或几组证候群称为浊毒证，包括主症、兼次症及舌脉等。在前期研究基础上，进一步建立健全浊毒证诊断标准，逐步在全国范围内形成高度共识，是完善浊毒理论体系的重要举措。根据历代医家对"浊""毒"的记载，结合我们对浊毒的认识，将浊毒证概括为主症和兼次症。

浊毒主症：①疾病所在系统、器官等病位的主要症状。②大便黏腻不爽，臭秽难闻，小便或浅黄或深黄或浓茶样改变，汗液秽浊有味。

浊毒兼次症：①颜面色黄、晦浊、粗糙，褐斑，痤疮，头重如裹，皮肤油腻，眼睑红肿糜烂，鼻头红肿溃烂，咽部红肿，咯吐黏稠涎沫，口苦，口中黏腻，渴而不欲饮，肌表湿疹等。②舌脉：舌质或红或红绛或紫，苔色或黄或白或黄白相间；脉或弦滑或细滑或弦细滑。因浊毒侵犯部位、疾病性质、疾病所处阶段、患者体质及既有的干预措施不同，临证之际，当详细审之。

浊毒存在于人体内部的时候，阻滞气机，影响气血升降，妨碍水液代谢，不利于水谷精微的传化与吸收。这样的病理机制可以发生在人体的很多部位，可以说从上到下、从里到外，都存在浊毒停着的可能。浊毒停于头部，影响气机升降，可以出现大头瘟等传染病症，除了发热、口渴、脉搏洪大等全身症状之外，还会出现头痛、呕吐、眼目肿胀、耳肿、口疮、鼻塞、喉肿、咽痛等证候。内伤杂病的浊毒上涌头部，则可以出现突然昏厥、痰声漉漉、双目失明、暴聋失音等证候。浊毒停于胸部，则既影响肺气出入升降，也妨碍心血的输布运行，可见胸闷气短、咳嗽喘息、痰涎壅盛、心慌心悸、心痛彻背、神志异常等症。浊毒停于胃脘，影响胃之受纳，也影响脾之运化，因此可以见到恶心呕吐、脘腹胀满、心下疼痛、饮食难进、痞块积聚等证候。浊毒停于两胁，就会出现胁痛胀满、癥瘕积聚、口苦目眩等证候。浊毒流注经络骨节，致肢体疼痛，甚则痰瘀浊毒附骨，出现痛风结节；内则流注脏腑，加重脾运失司，升降失常，穷则及肾，脾肾阳虚，发为石淋、关格。浊毒停于下焦，就会出现小腹胀满、痞块硬肿，尿闭便坚，妇女月经适来适断、带下秽浊，便泻不畅，男女不育不孕，下肢浮肿等。

（二）常见浊毒脏腑辨证

1. 浊毒在胃

（1）主症：胃脘疼痛，脘腹胀满，纳呆，嗳气，恶心呕吐，烧心反酸。

（2）兼次症：口干口苦，气短懒言，周身乏力，心烦易怒，小便短赤，面色晦浊，泄泻不爽，或大便秘结等。

（3）舌象：舌红，苔黄腻。

（4）脉象：滑数。

（5）证候分析：饮食内伤，情志不舒，胃之通降失职，浊邪内停；日久脾失健运，水湿不化，湿浊中阻，郁而不解，蕴积成热，热壅血瘀成毒。浊毒之邪影响气机升降，气机阻滞，则胃脘疼痛，脘腹胀满，嗳气。胃失和降，脾失健运则纳呆。浊毒壅盛，积滞中焦，胆气上逆，故烧心反酸，口干口苦。浊毒困脾，脾胃受损，肠道功能失司，清浊不分则泄泻。浊毒日久，津伤液耗，肠失濡润，则大便秘结，小便短赤。浊毒犯胃，致胃气痞塞，升降失调，则恶心呕吐。肝藏魂，心藏神，毒热之邪内扰神魂则心神不宁，魂不守舍，而见心烦易怒。脾失健运，化源乏力，脏腑功能减退，故见气短懒言，周身乏力。浊毒蕴结，郁蒸体内，上蒸于头面，则面色晦浊。浊毒中阻则见舌红苔黄腻，脉滑数。

2. 浊毒在肝

（1）主症：胁肋部胀满疼痛，遇烦恼郁怒则痛作或痛甚，口干口苦，嗳气则舒，善太息，急躁易怒，头痛眩晕。

（2）兼次症：或胃脘胀痛，胃痛连胁，或胸膈胀闷，上气喘急，不思饮食，或精神抑郁，寐差，或心烦纳呆，或后背疼痛，沉紧不适，小便短赤，大便秘结，妇女见乳房胀痛、月经不调、痛经。

（3）舌象：舌红紫或红绛，苔黄腻或黄燥。

（4）脉象：弦数或弦滑。

（5）证候分析：感受湿热之邪或脾失健运，积湿化浊，郁久蕴热成毒，浊毒内伏肝络，肝气郁滞，则胁肋胀满疼痛，情志抑郁。肝气不条达，影响气机升降则善太息或嗳气则舒，遇烦恼郁怒则痛作或痛甚。肝气受损，浊毒痰火内盛，不得宣泄而熏蒸，蒙闭脑神则头痛眩晕。浊毒内蕴，夹胆气上逆则口干口苦。浊毒内蕴，助肝阳上亢则急躁易怒，失眠多梦。浊毒日久入络，波及背部，阻遏经络则出现背痛，沉紧不适。邪毒热盛灼津则小便短赤，大便秘结。女子以肝为用，浊毒阻碍气机，气血失和，冲任失调，则妇女见乳房胀痛，月经不调，痛经；舌红紫或红绛，苔黄腻或黄燥，脉弦滑数，均为浊毒中阻内伏于肝之象。

3. 浊毒在肺

（1）主症：咳嗽痰多，质稠色黄，胸闷，气喘息粗，心烦口渴，大便秘结，小便短赤。

（2）兼次症：或咯吐脓血腥臭痰；或骤起发热，咳嗽气喘，甚则鼻翼翕动；或壮热口渴，烦躁不安。

（3）舌象：舌红，苔黄腻。

（4）脉象：弦滑数。

（5）证候分析：外伤湿热之邪，久郁不化则发为浊毒，浊毒蕴肺，肺气失司则发为咳嗽。浊邪壅滞则痰多质稠，毒邪害清则咳痰色黄，甚则咯吐脓血腥臭痰。肺气不降，浊毒阻肺则胸闷气喘。浊毒瘀滞以致肺不布津，并导致肠道津液缺乏，故心烦口渴，大便秘结，小便短赤，甚则壮热口渴烦躁不安。风热浊毒犯肺，热壅肺气，故骤起发热，热盛伤津则壮热口渴。舌红苔黄腻，脉弦滑数，均为浊毒内蕴脏腑之象。

4. 浊毒在心

（1）主症：心胸憋闷疼痛，心悸怔忡，气短，烦躁易怒，多梦易惊，口舌生疮，谵语烦渴。

（2）兼次症：或昏蒙眩晕；或发热，面红目赤，呼吸气粗；或面色晦暗；或小便短赤，大便秘结。

（3）舌象：舌红，苔黄腻。

（4）脉象：弦数。

（5）证候分析：浊毒之邪盘踞于心，胸阳失展则胸闷心痛，久而导致心之功能下降，血亏气虚，故心悸怔忡。浊毒蕴结，内扰心神，则心烦失眠，面红目赤。邪陷心包，则意识模糊或狂躁谵语。毒蕴日久则心火旺盛，故口舌生疮。外感毒邪或浊毒内蕴，里热蒸腾上炎，则发热，面红目赤，呼吸气粗。浊毒内阻，清阳不升，浊气上泛，气血不畅，则面色晦暗。热移小肠，则小便短赤。火热津伤，则大便秘结。舌红苔黄腻，脉弦数，均为浊毒在心之象。

5. 浊毒在肾

（1）主症：腰膝酸软，少腹胀闷疼痛，下肢甚或周身浮肿，尿道灼痛，尿频尿急，尿黄短赤。

（2）兼次症：或血尿，血淋，或女子不孕，男子不育。

（3）舌象：舌红，苔薄黄或黄腻。

（4）脉象：弦或滑数。

（5）证候分析：外感湿热之邪久而加重化为浊毒，或久居湿地等感受寒湿之邪，蕴积日久化为浊毒，浊毒入肾，导致肾之经络受邪而气血壅滞，故腰膝酸软，少腹胀满疼痛。浊毒影响肾之主水功能可出现水肿。肾与膀胱相表里，浊毒害肾必连及膀胱，膀胱功能失司，则出现尿频、尿急、尿痛等症。浊毒之邪灼伤肾与膀胱之脉络，则出现血尿、血淋等。浊毒郁久影响肾主生殖之功，则发为女子不孕、男子不育等症。舌红苔黄腻或薄黄，脉弦滑或数，为浊毒内蕴脏腑之象。

6. 浊毒在脑

（1）主症：头痛，眩晕，记忆力下降，口舌㖞斜，舌强语謇，半身不遂，甚或至昏迷，肢体强急。

（2）兼次症：耳鸣或精神异常，或思维障碍，或烦躁谵妄，神识昏蒙、不省人事，循衣摸床；或口吐白沫，四肢抽搐；或面赤身热，躁扰不宁；或言行呆傻；睁眼若视、貌似清醒的植物状态等。

（3）舌象：舌红，苔黄腻。

（4）脉象：弦数。

（5）证候分析：浊毒作为一种病理产物，可以上蒙清窍，或者阻碍气血上行，脑窍失养，产生头痛眩晕，脑之玄府通利失和则滞气停津，积水成浊，浊蕴为毒，浊毒泛淫玄府，碍神害脑，变生中风诸症可出现舌歪语謇，半身不遂，甚则昏迷肢强。脑为元神之府，浊毒郁脑影响脑的功能则记忆力下降。

毒淫脑髓，浊气上扰，内伤神明，蒙闭清窍，气血逆乱轻则精神异常，或思维障碍，或烦躁谵妄，重则脑髓受损，神识昏蒙，不省人事，循衣摸床。浊毒蒙蔽清窍，扰乱神明则口吐白沫，四肢抽搐。情志不遂、生湿化痰、痰浊郁而化热久酿浊毒，浊毒上扰清窍，逆扰神明，则面赤身热，躁扰不宁。浊毒阻滞脑络，脑失所养则言行呆傻。若神明失用，经久不愈，则发为睁眼若视，貌似清醒的植物状态。舌红，苔黄，脉弦数，为浊毒内蕴脏腑之象。

7. 浊毒在皮、脉、筋、骨

（1）主症：皮肤晦暗如烟熏色，甚则皮肤起斑；或皮肤起群集小疱，瘙痒，红肿灼痛，脱屑，粗糙；关节灼热红肿疼痛，屈伸不利，身体重着，肢倦神疲。

（2）兼次症：或发热恶风，口渴烦闷；或心烦易怒，失眠多梦，心悸怔忡；或肌肤麻木不仁，阴雨天加重；或关节肿大畸形。

（3）舌象：舌红，苔黄腻。

（4）脉象：弦滑数。

（5）证候分析：外感风热或脾胃内热，蕴生浊毒，蕴于皮肤则皮肤晦暗如烟熏，甚则皮肤斑疹。浊毒壅滞皮肤则皮肤起群集小疱，灼热刺痒，肝脾湿热，助浊毒之邪循经蕴肤，则瘙痒，红肿灼痛，浊毒阻滞气血运行，肤失濡养，则皮肤脱屑、粗糙。如若浊毒之邪深陷皮肤之络，可发为肌肤麻木不仁，不知痛痒。浊毒蕴于筋骨，损伤脉络，筋骨失养，则出现关节灼热肿胀疼痛，屈伸不利。浊为湿之甚，浊性重着，故会出现身体重着，肢倦神疲。浊毒泛于肌表，营卫失和，可表现为发热恶风，口渴烦闷。热扰心神则心烦易怒，失眠多梦，心悸怔忡。舌红，苔黄腻，脉弦滑数，为浊毒侵袭筋脉皮骨之象。

（三）浊毒三焦辨证

1. 浊毒在上焦

（1）主症：胸闷咳喘，身热口渴，头晕，面红目赤，心烦失眠，甚则心悸怔忡。

（2）兼次症：或恶寒发热，身热不扬，午后热甚；甚或神昏谵语，言语謇涩，或胸痛，咯吐黄稠脓痰，心烦肢厥。

（3）舌象：舌暗红或紫暗，苔黄腻或厚腻，或薄黄。

（4）脉象：弦滑数。

（5）证候分析：浊毒盘踞上焦，影响心肺功能则出现胸闷咳喘，咯吐黄稠痰，心悸怔忡之症。浊毒上扰清窍则头晕，蕴于颜面则面红目赤。浊毒影响津液输布则身热口渴，心烦失眠。邪陷心包则神昏谵语，甚或心烦肢厥。浊毒夹湿困阻肌表，肺气不宣，卫外失司，故恶寒，正气抗邪，正邪相争，则发热，湿遏热伏，热不得宣扬，故身虽热而不扬，午后阳明经气主令，阳明乃多气多血之经，当其主令之时则正气充盛，抗邪有力，正邪相争，故午后热甚。舌暗红，苔黄腻或薄黄，脉弦滑数，为浊毒盘踞上焦之象。

2. 浊毒在中焦

（1）主症：胃脘连及胁肋胀满疼痛，烧心反酸，不思饮食，急躁易怒，嗳气频数，情志抑郁不舒，大便或溏滞不爽、色黄味臭，或秘结不通、小便不利。

（2）兼次症：或头晕目眩，胁有痞块，恶心腹胀，或寒热往来，身目发黄，或面色晦暗，口苦口干，身重肢倦，或恶心干呕，入食则吐。

（3）舌象：舌质红或暗红，苔黄厚腻或薄黄。

（4）脉象：弦数或弦滑。

（5）证候分析：浊毒内蕴于肝胃，肝胃不和，浊毒郁阻气机，故胃脘连及胁肋胀痛；胃气壅滞，胃失和降，胃气上逆则嗳气。浊毒壅盛，积滞中焦，则烧心反酸。浊毒影响中焦脾胃运化功能，出现不思饮食，纳呆等。肝气不舒则急躁易怒，情志抑郁。浊毒不去，饮食不化，浊气不降，清气不升，故头晕目眩，胁有痞块，腹胀，恶心呕吐。浊毒蕴于肌肤则身目发黄，或面色晦暗。湿热浊毒下注大肠，则大便溏滞不爽，若热势较重则色黄味臭，或秘结不通。气机阻滞，膀胱气化障碍，故小便不利。舌红，苔黄腻，脉弦滑或数，为浊毒内蕴中焦之象。

3. 浊毒在下焦

（1）主症：小腹胀满，痞块硬肿，尿闭便坚，或尿频而急，溺时热痛，淋沥不畅，尿中带血，便泻不畅，或下痢腹痛，便下脓血，里急后重，肛门灼热，妇女月经时来时断，带下秽浊。

（2）兼次症：身热呕恶，脘痞腹胀，头晕而胀，神识昏蒙，或神识如狂，口干不欲饮，男女不育不孕，下肢浮肿等。

（3）舌象：舌红苔黄腻。

（4）脉象：滑数。

（5）证候分析：浊毒内蕴，下迫膀胱，故尿频而急，溺时尿道热痛。浊毒黏滞于膀胱，下窍阻塞，水道不利，故溺时淋沥不畅。热邪灼伤血络，血溢于尿中，则尿中带血。浊毒滞于大肠，大肠传导失职，则下痢频繁。浊毒阻滞气机，腑气不通，则腹中作痛。浊毒郁蒸，血肉壅滞腐败，化而为脓，故便下脓血。里急及肛门灼热，是热毒之邪逼迫所致，后重乃浊滞大肠，黏着难下之征。浊毒内蕴，正邪相争，故身热。浊毒阻滞气机，脾胃升降失司，故恶心呕吐，脘痞腹胀。火性炎上，浊毒上涌则头晕而胀。气滞食阻，则小腹硬满。浊阻气机，气化不利，津不上承，故口干而不欲饮。浊毒内蕴，壅阻于经络、筋脉，气血不能畅达而致筋脉失养，引动肝风，则神识昏蒙或神识如狂。舌红，苔黄腻，脉滑数，为浊毒在下焦之象。

六、浊毒的治疗原则

未来最好的医学标准，不是治好病的医学，而是使人不生病的医学；未来医学的研究方向，不应继续以疾病为主要研究领域，而应以人类健康作为医学的主要研究方向；未来医学的目标，应逐步向预防疾病、维护健康、防止损伤调整。而未来医学的标准、方向和目的，归根到底就是我国 2000 多年前中医经典《黄帝内经》里所提倡的三个字——"治未病"。"治未病"将引领未来医学发展。"治未病"的含义主要包括三个方面：未病先防；已病防变；既愈防复。但同样是治未病，当下的治未病已经和 2000 多年前的治未病有很大的差异。因为人们所处的生态环境、生活方式、疾病谱都发生了很大的变化！正如张元素所言："运气不齐，古今异轨，古方新病，不相能也。"浊毒理论赋予治未病思想新的内涵：未病先防——预防浊毒内生和外感；已病防变——及早发现并祛除浊毒；既愈防复——扶正固本，根除浊毒之源。

诺贝尔生理学或医学奖获得者、俄罗斯生物学家梅契尼科夫曾提出人体自身中毒学说，认为人体垃圾因为某些原因过量沉积在体内，导致人体慢性中毒，从而引发多种疾病，这与浊毒理论的观点不谋而合。从中医整体观来看，不能忽视外界因素，即天之浊毒和地之浊毒对人类健康的影响。当前生态环境恶化已是全人类健康的公敌，浊毒物质充斥全球，人类已成为时代产物的"浊毒垃圾桶"，而这也是影响人类健康的根源所在。因此，浊毒理论提出新时代的健康观是"净化人体内环境"，这也是浊毒理论的核心思想，即通过人体净化浊毒系统协同作用，使人体清净明亮，健康长寿，并以此指导临床诊疗和养生保健。

浊毒理论提倡张子和的"陈莝去而肠胃洁，瘕痕尽而营卫昌"，但在浊毒的治疗上，不是单纯攻邪，更重要的是"化"，既固本以清源，又解毒以澄流，注重治未病，防治结合，并提出了三清三调。所谓三清，即在体内浊毒壅盛时，清理体内浊毒的三个重要法则：透表化浊解毒——从汗液而排；通腑泄浊解毒——从大便而出；渗湿化浊解毒——从小便而去。所谓三调，即在体内浊毒尚未形成，或疾病缓解期时，扶正以绝浊毒之源的三个重要法则：宣肺化浊解毒——绝上焦浊毒之源；健脾化浊解毒——绝中焦浊毒之源；益肾化浊解毒——绝下焦浊毒之源。三清三调不是孤立的，而是相辅相成的，临床上当视疾病不同阶段，抓住疾病当下的主要矛盾，或以三清为主，辅以三调，或以三调为主，辅以三清，灵活运用，不可拘泥。

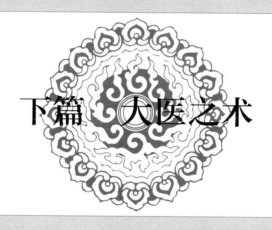

下篇　大医之术

第三章 临证技法

第一节 辨治方法

一、全面分析病情

全面分析病情，取得对疾病客观病情的完整认识，是确保辨证正确的前提，全面考虑问题，分析问题，才能获得符合实际的辨证结果，是中医整体观念的体现。

中医整体观念是中医学关于人体自身的完整性，以及人与自然、社会环境的统一性的认识，追求机体整体和局部平衡、和谐的思想贯穿于中医的病因、病机、诊断、辨证、施治和养生等各个方面。中医整体观念是中医学理论和临床诊疗思维发生、发展的重要指导思想，主导着中医研究人体的思路与方法。

整体观念作为中医思维的灵魂，贯穿于中医思维的全过程，具有统一性和完整性的思维特点。中医整体观念就是用统一性、完整性认识方法去把握人体自身、人与外部环境的统一和完整，并把追求人之生理功能的和谐、统一和完整性作为一种思维模式与临床实践理念。

整体观念包括三大方面。一是人体与自然、社会环境具有整体性，即"天人合一"。人生活在自然环境中，受自然界的各种变化的影响，如寒暑更替、地域环境等都会直接或间接影响人体病理生理；同时，人生活在社会之中，其心理、生理、病理等方面必然受到社会因素的影响，如政治、经济、人际关系等。二是人体自身具有整体性。构成人体的各个部分之间、脏腑形体官窍之间在结构上不可分割，功能上相互影响，形体与精神之间相互依附。三是生命过程中的时间整体性。讨论生命与健康问题的前提应该在时空发展的背景下进行，针对不同阶段个体的生命特征与疾病特点来辨证论治。

李教授重视从宏观、整体、系统角度研究问题，把天、地、人、时的统一关系作为研究对象，不仅认为人本身是一个有机联系的整体，而且善于从自然、社会、心理的整体联系中考察人体生理病理过程，并针对不同个体提出相应的治则治法。李教授基于"形神统一"的整体思维，注重"形神共调"的治疗与养生方法。

在整体观念的指导下，面对新型冠状病毒感染，李教授不仅关注病毒长什么样子，而且关注引发疫情的自然环境；不仅关注肺部的改变，而且关注新型冠状病毒对全身的危害，以及它们之间的必然联系。浊毒理论将浊毒分为内浊毒和外浊毒，内浊毒包括天之浊毒、地之浊毒，而内浊毒即人之浊毒。新型冠状病毒属于外浊毒，体内素有浊毒的人更易患病，而且疫情的发展与气候、环境也有一定关系。

二、辨证论治

辨证论治是中医的基本特点，以中医整体观念为前提，为指导临床诊治疾病的基本原则。辨证是在认识疾病过程中确立证候思维与实践的过程，即将四诊收集到的资料进行综合处理、分析，辨明疾病的原因、性质、发展趋向等，从而确立病证，进行相应的治疗。

辨证论治强调机体在运动变化过程中某一阶段的平衡，即动态平衡，是在整体观念前提下讲个性化的分别，既求大同，又求小异。所谓求其大同，同治也；所谓求其小异，异治也。李教授在临证中强调，既要掌握疾病的共性，又要用心分析疾病的个性，精准辨别个性，才能达到理想的疗效。

李教授在辨证论治中有异病同治，有同病异治，他最关心的不是什么病，而是什么"证"，证相同治法就大致相同，证不同，即使是相同的病治法也不同。同是一种疾病，湿毒重者祛湿解毒，浊毒重者化浊解毒，寒化者温之，热化者清之。另外，在辨证论治中还要注意辨别主症和兼次症，临床上疾病往往不是单一的而是复杂的，要分清主次。辨别症状的轻重，只有明白轻重的概念，才能有效治疗并判断疗效；辨别症状的缓急，在面对复杂疾病时，要辨清缓急，分清主次矛盾，进而抓住治疗关键，此即"急则治其本，缓则治其标"；辨别症状的真假，在某些特殊情况下，疾病的临床表现可出现与其病机本质不相符合的假象，有虚实真假和寒热真假两类。

人们总是认为只有找到共性的、客观的规律才能揭示生命和疾病的秘密，李教授更注重个体差异性，重视个性化治疗。总之，临床上对待证候不能以静止、绝对的观点思考，而应用整体、动态的观点分辨具体证候，灵活运用，才能取得满意效果。

三、辨病论证

每一种疾病的发生、发展都有一定的规律性，这种规律性是辨病的基础。辨病论治并非抛开辨证谈疾病，而是在辨证的基础上重视疾病整体的规律性。每类疾病都有特定的发病原因与病理演变规律，有较固定的疾病外在表现及诊断和鉴别要点，因而反映的是某一疾病过程中的整体特征与规律。辨病论治有利于抓其共性，照顾个性，确立总的治则，防止失治误治，提高疗效。

李教授强调辨病论治应注意以下几点：辨中医和西医病名，两者虽有交叉的地方，但不能等同，如中医痞满与西医慢性胃炎，慢性胃炎以胃脘痞满为主症，可诊断为痞满，但是慢性胃炎不完全等同于痞满；辨病的因果关系，根据疾病邪正双方斗争的结果来分析症状、体征，推导出疾病发生的原因和机制，从而指导临床治疗；辨病的善恶，主要是通过四诊合参，观察患者的精气神及皮肤色泽等来评估疾病的转归；辨病的新旧，一般来说新病病程短、病情轻，以实证居多，治疗以祛邪为主，旧病病程长、病情重，以虚证为多，治疗以扶正为主。

四、脏腑辨证

浊毒证是指以浊毒为病因，机体处于浊毒状态从而产生特有临床表现的一组或几组证候群，李教授提出的浊毒证充实了中医证候学。浊有浊质，毒有毒性，两者相合多伤及脏腑经络，表现为某脏症状较为突出的浊毒证。

1. 浊毒犯胃

浊毒犯胃，则易阻滞胃气下降，表现为胃脘疼痛胀满，嗳气，恶心呕吐。脾胃升降相因，胃不降则脾失健运而纳呆。浊毒壅盛积滞中焦，胆气上逆，故烧心反酸，口干口苦。浊毒困脾，清气下降泄泻，浊气上扰则面色晦浊。浊毒日久，津伤液耗，肠失濡润，则大便秘结，小便短赤。脾失健运，生化乏源，气血不足，故见气短懒言，周身乏力。浊毒中阻，则见舌红苔黄腻，脉滑数。

2. 浊毒在肝

浊毒在肝，致使肝气郁滞，则胁肋胀满疼痛，情志抑郁，善太息或嗳气则舒，遇烦恼郁怒则痛作或痛甚。肝气郁阻日久，化为痰浊火毒上扰清窍，则头痛眩晕，面红目赤。浊毒内蕴，随胆气上泛于口，则口干、口苦。浊毒内蕴，助肝阳上扰心神，则急躁易怒，失眠多梦。浊毒日久入络，波及背部，阻遏经络，则出现背痛，沉紧不适。邪毒热盛灼津则小便短赤，大便秘结。女子以肝为用，浊毒阻碍气机，气血失和，冲任失调，则妇女见乳房胀痛，月经不调，痛经。舌红紫或红绛，苔黄腻或黄燥，脉弦滑数，均为浊毒中阻内伏于肝之象。

3. 浊毒在肺

浊毒在肺，肺气上涌则发为咳嗽。浊邪壅滞煎灼津液，则痰多质稠色黄，甚则咯吐脓血腥臭痰。肺气不降，浊毒阻肺，则胸闷气喘。浊毒瘀滞以致肺不布津，并导致肠道津液缺乏，故大便秘结，小便短赤。风热浊毒犯肺，热壅肺气，故骤起发热，热盛伤津则壮热口渴。舌红苔黄腻，脉弦滑数，为浊毒内蕴脏腑之象。

4. 浊毒在心

浊毒在心，胸阳不振则胸闷心痛，久而导致心之功能下降，血亏气虚，见心悸怔忡。浊毒蕴结，耗伤心神，则心烦失眠。邪陷心包则意识模糊或狂躁谵语。毒蕴日久则心火旺盛，心开窍于舌，故有口舌生疮。外感毒邪或浊毒内蕴，里热蒸腾上炎，则发热，面红目赤，呼吸气粗；热移小肠则小便短赤。舌红苔黄腻，脉弦数，为浊毒在心之象。

5. 浊毒在肾

浊毒在肾，浊毒入肾，导致肾主骨生髓功能失常，故腰膝酸软；影响肾之主水功能可出现水肿。肾与膀胱相表里，浊毒害肾必连及膀胱，膀胱气化失司，则出现尿频、尿急、尿痛等症。浊毒之邪灼伤肾与膀胱之脉络，则出现血尿、血淋等症。浊毒郁久，影响肾主生殖之功，则发为女子不孕、男子不育等症。舌红苔黄腻或薄黄，脉弦滑或数，为浊毒内蕴脏腑之象。

五、对症治疗

对症治疗是根据症状进行治疗，症状往往是证候的部分体现。李教授经多年临床经验发现某一症状的出现多对应固定证型，此症即为主症，治疗时可在此基础上对症用药。

李教授临证时以化浊解毒为法贯穿治疗始终，随症加减。胃脘疼痛，加延胡索、白芷、三七粉等以加强止痛之功，并能够活血，促进黏膜修复；胀满、堵闷较重，加香附、苏梗、焦槟榔等行气除胀；嗳气、反酸、烧心明显，加海螵蛸、瓦楞子、浙贝母、旋覆花、代赭石等以制酸止痛；食欲差，纳呆，加鸡内金、焦三仙、炒莱菔子等以消食化积；大便干结不下，加芦荟、大黄、火麻仁、玄明粉等以润肠通便。

针对胃镜下黏膜的不同状态，李教授结合中医理论有着不同的治疗方法。胃黏膜灰白伴糜烂，有新鲜出血点，加入苦参、蒲公英、败酱草清热燥湿，仙鹤草、三七粉、地榆、旱莲草以凉血止血；病程日久，久病入络，加用全蝎、蜈蚣、僵蚕等虫类药；胃黏膜灰白、黏膜变薄、分泌物减少，固有腺体减少，可加当归、丹参、川芎、红花活血止痛，改善黏膜血供；伴胆汁反流，加白及、蒲公英、苏梗。

根据病理检查的轻重程度，李教授也会酌情加减，着重考虑防止癌变。轻度肠上皮化生，加入白花蛇舌草、半枝莲、半边莲抗炎防癌；中重度肠上皮化生、异型增生，加入黄药子、白英、叶下珠、铁树叶以增强疗效；不完全型（大肠型）肠上皮化生和重度异型增生或疑为癌变者，药用三棱、莪术，甚或用全蝎、蜈蚣、虻虫、水蛭等虫类药以搜邪剔络。Hp 阳性者，予苦参、蒲公英、白花蛇舌草抑菌。

六、重视脾胃

随着人们饮食结构、生活环境的变化，浊毒已成为疾病常见的致病因素，而脾胃与浊毒的发生、发展及致病的各个环节密不可分，脾胃健运失常，水液运行不畅，聚而生湿，加之水谷积滞，滞而化热，蕴热日久，化为浊毒之邪。其病机根本在于脾胃受损，影响脾胃生化血液、运行津液、斡旋气机的功能。现代研究也发现，脾虚可对应肠道菌群失调和免疫功能障碍所导致的脏器损伤、病理产物的沉积，均与浊毒内蕴之证相符。

故治疗时李教授依据"间者并行""急则治标，缓则治本"等原则，在化浊解毒的同时，尤其重视脾胃功能的恢复，使脾运复健，胃纳如常，扶助后天以养先天，祛邪以安正，使脾运恢复，病证不易复发。应用化浊解毒法时，若以湿浊困脾为主证，表现为上腹满闷、纳差少食、身困无力、排便不成形、舌质淡红、苔白而腻、脉濡，以紫豆蔻、藿香、砂仁、佩兰、苍术、白术、茯苓等芳香化浊，益气健脾；若以肝脾不调为主，表现为情志抑郁、胁肋胀满、嗳气频数、舌色淡两边苔黄腻、脉弦滑，以柴胡、郁金、香附、香橼、佛手等以疏肝健脾。若以脾胃阳虚为主证，表现为胃脘冷痛、喜温喜按、口淡不渴、饮食不化、大便稀溏、舌淡苔白、脉弱，以党参、白术、干姜、甘草、吴茱萸等以温补脾胃。若以食积困脾为主证，表现为腹胀、口中异味、不思饮食、大便臭秽、舌红苔白厚腻、脉滑，以枳实、炒鸡内金、焦三仙等以消食化积，健运脾胃。

第二节　诊疗原则

一、四诊合参

四诊合参，即四诊并用或四诊并重，是中医诊断学的基本观点之一，是中医整体观念在诊疗方面的具体体现。中医认为望而知之谓之神，闻而知之谓之圣，问而知之谓之工，切而知之谓之巧。切也不仅指切脉，切脉也不仅指寸口脉，单纯以寸口脉而诊病决生死是不可取的，必须要四诊合参。这说明四诊对于评判医生水平的重要性，也间接说明了四诊合参的重要性。四诊之间是相互联系、不可分割的，因此在临床运用时，必须将它们有机地结合起来，也就是要"四诊合参"。只有这样才能系统、全面地了解病情，作出正确的判断。

望诊的内容主要是观察人的神、色、形、态、舌象、脉络、皮肤、五官九窍等情况，以及排泄物、分泌物的形、色、质量等，浊毒望诊包括整体望诊、望舌、望排泄物三方面。闻诊包括听声音和嗅气味两方面内容。问诊包括问病史、寻病因、问刻下症、定病位及程度。切诊包括脉诊和按诊两部分内容，脉诊是按脉搏，按诊是在患者身躯上一定的部位进行触、摸、按压，以了解疾病的体表反应和内在变化，从而获得辨证资料的一种诊断方法。

中医的望、闻、问、切应该在中医思维和理论的指导下进行，现在的"望闻问切"大多望的是 CT、化验，闻的是啰音、杂音，问的是细菌、病毒，切的是脉率、脉律。李教授常说："诊断是治疗的前提，中医大夫们在诊断思维和方法上的'西化'，值得大家深思，这样的四诊辨不出中医的'证'，而辨证论治又从何谈起呢？没有了辨证论治，中医还叫中医吗？"

二、重视望诊

望诊为四诊之首，重在观形色之异以求神之有无，与其他诊法相比，舌诊于望诊中尤为重要。李教授通过望舌质、舌苔来了解浊毒侵害机体的情况，舌诊时李教授不仅重视舌质、舌苔，还兼顾舌下络脉、味觉、痛觉等不同方面。

整体望诊是通过观察全身的神、色、形、态变化来了解浊毒引起机体变化的情况。浊毒轻症表现为神清语利，面色晦暗不洁，面部表情抑郁，目光无神，反应慢，动作缓慢。浊毒重症表现为神昏嗜睡，语言艰涩，面色秽浊，面无表情，目光呆滞，反应迟钝，动作艰难，体态笨拙，呼吸浅快，肌肉瘦削。浊重毒轻多表现为神情淡漠。浊毒并重多表现为神志如蒙。毒重浊轻多表现为神昏谵语。

浊毒在胃：临床多表现为胃面色萎黄，暗淡无光。浊毒在肝：临床多表现为面色鲜黄，如橘皮色。浊毒在心：临床多表现为红黄隐隐，但无光泽。

浊毒在肾：浊重毒轻时多表现为面色㿠白，晦暗无光；毒重浊轻，尤其是浊毒之邪伤阴时，多表现为两颧泛红。

三、衷中参西

中医与西医在鸦片战争之后开始了漫长的融合之路，距今已有180余年的历史，其间不乏张锡纯、恽铁樵、陆渊雷等中医名家。新中国成立之后，毛主席也提出了"坚持中西医结合""西医学习中医"的要求。李教授根据自己多年临床、教学的经验，提出了中西医结合绝不是两种医学等量齐观的结合，而必须是"中体西用"的结合。中西医结合是一种创新，只有不忘中医这个"本来"，才能开辟中西医结合的"未来"。只有善于传承中医，才能更好地促进中西医结合。这是一条需要探索的道路，也是一条必须探索的道路，更是一条值得探索的道路！

中医发展到今天，在尊重古人取得的辉煌成果的同时，必须主动借鉴、吸纳当今世界的一切先进科技成果，才能不断创新发展，正所谓"尊古纳今""中体西用"，而中西医的相互融合、相互补充是中医伟大复兴的重要一步。

中医与西医是有区别的，各有其擅长的领域，但中西医的最终宗旨都是解除患者的痛苦，因此二者又是统一的。这种认识是符合辩证法的，任何一门学科都不是完美的，都需要不断地发展和完善，医学当然也不例外，中医和西医都需要完善和发展。多学科的交叉融合是当今社会的大势所趋。现代科学是人类智慧的结晶，中西医结合应该以积极主动的态度学习现代科学并为我所用。如引入现代化学、材料、生物医学工程、人工智能（AI）等技术并与传统医药结合，突出中西医结合特色与传承创新，加强科学内涵的阐释。

以脾胃病为例，胃镜检查的介入可以更好地明确诊断、排除或及时诊断恶性疾病，也可以通过观察胃黏膜的形态结构做出中医诊断，这其实可以归属于中医的"望诊"。如心脏不适，需要心电图诊断，这又可以归于"切诊"，我们应该以西医为用，将现代医学技术纳入中医四诊，扩大四诊范围。

四、重视情志

李教授十分重视情志养生，因此时常指导患者保持积极乐观的心态，喜悦舒畅的心情。因为浊毒理论认为，人体内浊毒生成的首要因素是情志不畅，所以祛浊毒，首要调气机、畅情志。疾病的发生发展是一个复杂的过程，与患者的形、神均有密切关系。患者的情绪变化、认知思维、意志行为、精神状态等心理活动，皆可影响其脏腑功能与医生的诊治。人吃什么固然重要，毕竟饮食不洁或不节是癌症发生的一个重要诱因，但是我想说郁郁寡欢之人罹患癌症的风险更高。所以，保持乐观的心态在防止癌症的发生发展过程中起着至关重要的作用。

李教授认为情志养生即清心之浊毒，为养生之首要，较之饮食、运动及治疗更为重要。情志舒畅，神凝气聚方能无病痛之患。李教授将自己的养生秘诀总结为"智者寿""仁者寿"和"乐者寿"。"智者"勤于学习，科学用脑，活到老，学到老，有丰富的精神生活，可以延缓大脑衰老；"仁者"怀有仁爱之心，心地善良，胸怀宽广，李教授常说对于情志养生，善良是精神的营养素，宽容是坏情绪调节阀；"乐者"待人宽厚，善于保持积极乐观的心态，不忧愁、不悲虑，淡泊是疾病免疫剂，乐观是延缓衰老的不老丹。

第三节　治疗及用药特点

一、慢性胃炎

（一）喜运脾醒脾，不喜补脾

李教授认为，"脾少真虚，多为湿困"，所以很少用人参、党参等纯滋补之品，恐滋腻碍脾，中焦壅滞胀满，反助病邪。他常用健脾运脾之药，比如白术、苍术合用，正如张志聪《本草崇原》云："凡欲补脾，则用白术；凡欲运脾，则用苍术；欲补运相兼，则相兼而用。"另外，李教授还喜欢以砂仁、紫豆蔻合用，二药配伍，芳香化浊，宣通气机，醒脾和中，可有效缓解胃胀、胃痛、纳呆等症状。

（二）芳香苦寒并用

李教授在临床上治疗胃癌时，多取芳香与苦寒之药合用，芳香以化浊，苦寒以解毒。芳香之药，李教授多以藿香、佩兰相伍，藿香为醒脾快胃、振动清阳之妙品，佩兰能宣化湿浊，二药相伍，香而不烈，温而不燥。苦寒之药，李教授多以茵陈、黄连相伍，黄连苦寒，长于清胃肠之湿热，茵陈苦辛、微寒，临床多用于利胆退黄。临床实践证实，茵陈、黄连相须而用，对脾胃湿热、浊毒内蕴者，疗效确切且比较安全。杨倩将李教授门诊治疗的260例患者的处方用软件进行频数分析，发现用药频数最多者为茵陈，频数最高的5味药分别为茵陈、黄连、黄芩、枳实、厚朴，药物功效最多的为清热药。

（三）善用行气理气之药

李教授认为胃癌究其根本，多由中焦气机升降失司，痰湿、浊毒、瘀血蕴结于内所致，所以该病的治疗，离不开行气药的运用。行气之药在胃癌的治疗中意义重大。活血通络：使瘀血得消，因为气为血之帅，气行瘀血可消；化湿消痰：脾胃为气血生化之源，亦为痰湿浊毒之源，脾胃运化正常，则气血生化有源，运化失常，则水谷不循常道，而为痰湿浊毒。通便泄浊解毒：行气药下气通便，泄浊解毒，浊毒去而症自除。消积消肿：胃癌实为浊毒壅聚，气血郁滞而发为坏病，故佐以行气之药，则气血通畅，有利于浊毒之消除。解郁安神：胃癌患者多病程较长，患者多情志不畅，肝郁克脾，更加重病情，循环往复，病难痊愈，行气之药既可解郁安神，又可理气健脾，可谓一举两得。行气之药，李教授一般喜用香附配苏梗、川朴配枳实、陈皮配木香、槟榔配沉香、柴胡配青皮等对药。

（四）善用虫类药

虫类药以其走窜通达、疏逐搜剔之性，具有通络、化痰、祛风、祛瘀、解毒等独特的功效，李教授用其常可有效逆转胃癌癌前病变。关于虫类药的抗癌作用机理，可归结于以下几个方面：扶正培元固本，活血祛瘀化痰，入络攻坚化积，以毒攻毒散结，预防复发转移。李教授喜用全蝎、蜈蚣、水蛭等。全蝎味辛性平、有毒，其攻毒散结之功效为历代医家所公认，如张锡纯曾说过："蝎子……专善解毒。"关于蜈蚣，张锡纯在《医学衷中参西录》言其"走窜之力最速"，无论是脏腑还是经络，凡气血凝聚之处，用其皆能开之。传统认为两药均入肝经，但经过多年临床验证，两药相须为用，对消化系统的肿瘤及癌前病变也具有很好的治疗作用。

（五）寒因寒用

有的患者畏寒症状较明显，尤其是胃脘部，常以热水袋热敷，经用姜、桂、附子而不能缓解者，观其舌象，舌质多红，舌苔多黄腻，脉象多弦滑，李教授认为这是由浊毒蕴于中焦，阳气不能输布所致。以暖气管道为喻，浊毒即管道中之污垢，污垢积塞，管道不通，所以用芳香苦寒之药化浊燥湿解毒才是治本之法。需要指出的是，寒因寒用必须以暗红或红色舌、黄腻或黄厚腻舌苔、脉象弦滑为用药依据。

（六）通因通用

李教授认为胃癌患者多为浊毒内蕴，而二便尤其是大便乃浊毒重要的排出通道，所以，临床上十分重视患者大便的通畅与否。大便秘结者通便，大便不成形而黏腻不爽者也可通便以利于浊毒的排出。

（七）结合胃镜病理用药

李教授认为，治疗慢性萎缩性胃炎伴肠上皮化生和/或者不典型增生要注意"两个结合"，即辨证与辨病相结合、宏观（舌脉）与微观（胃镜、病理）相结合，这样才能保证诊断的客观性和治疗的有效性。

二、结肠癌

李教授认为结肠癌病因病机多包括以下几方面：饮食不节，或情志内伤，损伤脾胃，水谷运化失常，反为湿滞，日久凝为浊毒，浊毒下注肠道，坏血伤形，发为癌病；患者素体不足，或后天失养，或长期患慢性肠道疾病，久治不愈，脾胃损伤，运化失司，气血虚弱，火毒、湿邪、瘀血、气滞等邪气相互交结，留而不化，日久成为肠癌；饮食不节，醉饮无时，恣食肥腻，或久坐湿地，或寒温失节，湿邪侵入，或情志失调，脾胃不和，脾胃虚弱，湿邪内生，湿邪留滞肠道，湿毒凝聚，反复发作，形成肿瘤；痰瘀互结、情志抑郁，以及痰饮、湿浊、瘀血、宿食等原因均可影响气的正常运行，从而导致气滞。气滞则血行阻滞，血滞则生瘀，因大肠主津，水液代谢紊乱，津变成痰，气滞血瘀痰凝，长期蕴结不散，蓄结日久，而致痰瘀同病，聚结成肿块。

李教授对于结肠癌浊毒证的治疗以化浊解毒通络为主法，辅以其他的治疗方法，根据具体情况选择不同药物。

（一）宣瘀泄浊

鉴于其浊瘀互阻的特殊病机，浊与瘀需要并重治疗，徒泄浊则瘀难去，徒化瘀则浊难除，故临床上两者同治，以清热利湿、通腑泄浊加用活血化瘀的药物。临床常用大黄，可荡涤肠腑，通腑泄浊。大黄味苦寒，泻下攻积，活血化瘀，浊瘀同治可谓一箭双雕。此外，酌加利湿利尿的药物，通利二便使浊邪从二便而去。但需注意，大黄为苦寒之品，易伤胃气，对辨证为脾胃虚寒者还需慎用，应中病即止。需要指出的是，临证活血化瘀不必拘泥于舌脉，见到舌质紫暗或瘀斑方用活血化瘀，《临证指南医案》指出"经年宿病，病必在络"，因此治疗时多可加用活血化瘀通络之品如丹参、桃仁、红花、三七等。

（二）化浊解毒

浊毒实为疾病过程中产生的病理产物，然而其一旦生成便可作为一种病理因素损伤人体。浊毒致病多有顽固、多发、内损的特点，易阻滞气机，耗伤气血；其致病多凶险、复杂、难愈，病势缠绵，病程较长。基于此种特点，李教授以化浊解毒为要务，以使浊毒速去以免日久耗伤人体津液，化浊之法常用有三：芳香化浊法，药用藿香、佩兰、荷叶等；燥湿化浊法，药用黄连、黄芩、砂仁、紫豆蔻等；利湿法，使湿浊从二便而出，常用茵陈、滑石、白茅根、竹叶、酒大黄等。治疗毒邪分层次：毒轻者，应用黄连、黄芩、苦参、板蓝根之属；毒中者，应用白花蛇舌草、半枝莲、半边莲之属；毒重者，应用白英、黄药子等。此外，有毒之品不可久服，正如《素问·五常政大论》所说："大毒治病，十去其六；常毒治病，十去其七。"

（三）健脾化浊

脾胃为气血生化之源，脾主统血，《沈目南编注张仲景先生金匮要略》说："五脏六腑之血，全赖脾气统摄。"脾的运化功能正常，则气血充盈，气的固摄作用健全，血液也不会逸出脉外；反之，脾的运化功能减退，则气血生化无源，气血亏虚，气的固摄作用减退，导致出血，则成离经之血，也可致瘀。而浊邪究其根本也由脾胃运化失常而来，健运脾胃可使生浊无源，脾胃运化功能失常为浊、毒与瘀的源头，可谓"一源三歧"，因此健脾化浊同样可使浊毒除、瘀滞化。

（四）行气导浊

浊、毒、瘀虽为病理产物，一旦生成便阻滞脉络，为有形之邪，成为新的病因，百病由生。"六腑以传化物而不藏"，肠腑应以通降为顺，浊、瘀之邪必阻碍其通降，因此对于有形之邪应根据病情、病位之不同顺势引导，行气导浊宜重用枳实、厚朴、槟榔、莱菔子、三棱、莪术等消积导滞之品气血双调，使胃为和降，脾不瘀滞；同时"气行则血行"也可使气血流通顺畅，以防瘀滞内生，正如《寿世保元》所说："气有一息之不运，则血有一息之不行。"同时用大黄、龙胆草等苦寒燥湿之品，解毒化浊，以利浊疾之速除，以防行气药燥烈伤津耗血。

三、肝纤维化

纵览古代医书，并无关于肝纤维化之名的论述，但是根据其临床表现特点，可将其归属于中医学的"胁痛""肝癖""鼓胀""黄疸""肝积""肝着""腹痛""肝水""积聚"或"癥瘕"等范畴。李佃贵教授认为肝纤维化的形成与浊毒密不可分。从宏观辨证角度，多因正气不足，湿浊邪毒乘虚而入，藏匿于肝；加之饮食失当，脾失健运，情志不舒，肝失疏泄，内生湿热，酿生浊毒，熏蒸肝胆，肝病既久乘脾犯胃及肾，致肝、脾、肾俱损，在浊毒壅盛的病理基础上，导致肝气郁滞、肝络瘀阻等，从而形成本病。从微观辨证角度，依据肝脏纤维组织增生的病理及生化特征，本病属于湿热壅盛，酿生浊毒，迁延日久，浊毒、气滞、血瘀相互胶结为害，肝体失于滋养，硬结变性。因此本病的关键在于浊毒内蕴。

（一）肝纤维化浊毒证的分期

李教授根据"浊毒理论"，认为肝纤维化应区分早期和晚期，根据病情不同进行辨证分型。肝纤维化的初期，以湿热疫毒和气机郁滞为主；在肝纤维化的晚期，血瘀与正气不足为主。在治疗上参考先贤对于"积"的治法，如《医宗必读·积聚》云："初者，病邪初起，正气尚强，邪气尚浅，则任受攻；中者，受病渐久，邪气较深，正气较弱，任受且攻且补；末者，病魔经久，邪气侵凌，正气消残，则任受补。"

（二）肝纤维化浊毒证的主要证型与方药

1. 浊毒内蕴

主要症状：胁肋胀痛或灼热疼痛，腹胀如鼓，胸闷纳呆，口渴而苦，小便黄赤，大便不爽，舌质红，苔黄燥，脉象弦数。

病机：由于脾胃虚弱，肝气不舒，肝木克脾土，脾失健运，湿浊内生，浊邪内蕴，日久化热成毒，浊毒使气、血、水搏结，水湿内停，肝络瘀阻，肝体失养，硬结变性。

治法：化浊解毒，软肝化坚。

常用方药：化浊解毒软肝方。药用白花蛇舌草、半枝莲、半边莲、茵陈、板蓝根、苦参、黄芩、黄连、山栀、黄柏、猪苓、茯苓、白术、泽泻、陈皮、木香、车前子、泽兰、鳖甲等。

肝功能异常者常选用龙胆草、五珠子、垂盆草保肝降酶。

2. 痰瘀互结

主要症状：身困体倦，头晕眼花，两胁隐痛，肌肤甲错，食少，胁下或见痞块，舌质淡紫，有瘀斑，脉象滑数。

病机：由于体内邪毒内侵，阻滞肝络，化热灼津，脾不运化，水湿成痰，气滞血瘀。

治法：健脾化痰，活血祛瘀。

常用方药：祛瘀解毒软肝方。药用陈皮、半夏、茯苓、水蛭、全蝎、蜈蚣、土鳖虫、当归、延胡索、五灵脂、三七粉、川芎、白芍、熟地黄、红景天、桃仁、牛膝、红花、大腹皮、桑白皮、甘草等。

3.肝肾阴虚

主要症状：面色黧黑，胁肋隐痛，口干咽燥，潮热蒸汗，心烦易怒，失眠多梦，悠悠不休，头晕目眩，舌红少苔，脉细弦而数。

病机：由于肝肾同源，肝病日久，势必伤及肾脏，耗伤阴液，致肾阴亏虚。

治法：养肝肾，育阴清热。

常用方药：滋阴化浊软肝方。药用沙参、麦冬、三棱、莪术、鳖甲、龟板、石斛、生地黄、枸杞、川楝子、白蒺藜、丹皮、栀子、知母、黄柏、赤芍、甘草等。

4.肝脾阳虚

主要症状：两胁胀痛，胸腹满闷，嗳气纳差，畏寒肢冷，倦怠乏力，面色萎黄，大便溏薄，脉弦细，舌质淡，苔黄。

病机：由于肝主疏泄，脾主运化，功能失职，木横克土，致水湿停滞，气机不畅。

治法：疏肝健脾，温阳利湿。

常用方药：行气化浊软肝方。药用柴胡、郁金、百合、乌药、白芍、枳实、枳壳、白术、香附、佛手、旋覆花、苏梗、川芎、党参、肉苁蓉、菟丝子、厚朴、鸡内金、茯苓、桂枝、干姜、甘草等。

（三）肝纤维化浊毒证的主要治法

1.化浊解毒法

本法针对肝纤维化兼有浊毒内蕴征象者。情志内伤或其他因素导致的郁火、邪热郁结日久而成为浊毒，内蕴肝胆，导致气血瘀滞、津停，凝结成块。浊毒内蕴与肝纤维化的发生、发展与转移有密切关系。临床上常用的化浊解毒药有漏芦、露蜂房、白花蛇舌草、山豆根、泽泻、蜀羊泉、藤梨根、猪爪雕、龙葵、白毛夏枯草、夏枯草、石打穿、红豆杉、半枝莲、半边莲、穿心莲、七叶一枝花、板蓝根、大青叶、虎杖、紫草、蒲公英、紫花地丁、黄连、黄芩、黄柏、苦参、龙胆草、土茯苓等。化浊解毒类药物性多偏凉、味苦，故使用时应注意药味数量和剂量，防止苦寒伤正、苦寒败胃。现代研究证明，化浊解毒药具有以下功效：①抗肝纤维化的活性：能直接抑制肿瘤，具有防突变的作用。②抗感染排毒功能：能控制和清除肿瘤周围的炎症和感染，从而起到控制肝纤维化的作用。另外，许多化浊解毒药如白花蛇舌草、山豆根、穿心莲、黄连等能促进淋巴细胞转化，激发或增强淋巴细胞的细胞毒性作用，增强或调整巨噬细胞的吞噬作用，提高骨髓造血功能，调整机体免疫力。

2. 以毒攻毒法

本法针对肝纤维化浊毒深伏于内、凶险恶劣、非攻难克的特点而设立。以毒攻毒法指使用有毒之品、性峻力猛之药解除癌毒而抗癌的一种方法。如《素问·五常政大论》曰："大毒治病，十去其六；常毒治病，十去其七；小毒治病，十去其八；无毒治病，十去其九。"临床常用的以毒攻毒药有全蝎、蜈蚣、蟾皮、土鳖虫、独角蜣螂、露蜂房、半夏、马钱子等。此类药物多具有毒性，属于虫类药或大辛大热之植物药，多具有开结拔毒功效。因其本身具有毒性，故生药须加工炮制后方能使用。在临床使用时，应注意审视患者的体质情况、病程病期，注意药物的具体选择。另外，因为许多毒性药的中毒剂量与治疗剂量相近，且毒药伤正，故应慎重选择剂量、剂型，注意观察服药后的反应，中病即止，防止不良反应的发生，必要时可配合扶正类药物。

3. 疏理气机法

本法针对肝纤维化以气滞为主者，对肝郁气滞、脾虚气滞较为合适。肝癌病位在肝胆，肝失疏泄，气机不畅，则津液血液代谢运行障碍。气滞是肝纤维化发生、发展过程中最基本的病理变化。其他病理因素如血瘀、湿阻、痰凝、湿热、热毒的生成与变化无不与气滞相关。因此，理气药在肝纤维化的治疗应贯穿全程，必不可少，至关重要。临床常用的理气药有柴胡、青皮、八月札、陈皮、枳壳、制香附、广郁金、炒玄胡、川楝子、大腹皮、佛手、乌药、沉香、玫瑰花、九香虫、绿萼梅、厚朴、旋覆花等。理气药亦有在肝、在脾之不同，肝气郁滞而宜选疏肝理气之品，脾虚气滞当重在健脾理气之药。总体而言，理气药大多辛香而燥，久用、重用或运用不当，会有化燥伤津助火之弊端。因此，选药当注意种类、控制数量、结合配伍。病久多强调使用药性柔润、理气不伤阴的八月札、合欢皮、绿萼梅、枸橘李等药物。总之，配伍运用得当，既能对症处理，又可防止不良反应的发生。现代药理研究证明，理气药既能改善症状，又能治癌，且可改善由癌细胞影响机体造成的多种紊乱状态。

4. 活血化瘀法

本法针对肝纤维化以瘀血为主者。历代医家皆重视瘀血与有形结块的关系。如王清任在《医林改错》中曰："肚腹结块，必有形之血。"肝癌与古代的"癥"可互参，其形成的病理机制与瘀血凝带有密切关系，瘀血停滞，气行不畅，气滞血瘀经久不散。临床常用的活血化瘀药有当归尾、赤芍、川芎、丹参、蒲黄、五灵脂、莪术、广郁金、虻虫、水蛭、水红花子、红花、石见穿、乳香、没药、全蝎、蜈蚣、血竭、老鹳草、土鳖虫、九香虫、王不留行、生大黄等。临床观察证明，大部分肝纤维化患者有瘀血征象，说明腹内有形的包块肿物多由瘀血所致。

5. 化痰除湿法

朱丹溪曾曰："凡人身上中下，有块物者，多属痰症。"痰凝湿聚是肝纤维化形成的基本病理之一，化痰除湿法正是针对痰湿这个病理因素而设立的。化痰除湿不仅对因，而且可以减轻临床症状，使肝癌发展转移得以控制。临床常用的化痰除湿药物有泽漆、山慈菇、茯苓、猪苓、泽泻、车前子、生薏苡仁、木防己、大贝母、皂角刺、半夏、葶苈子、苍术、厚朴、藿香、佩兰、晚蚕沙、煨草果等。现代实验研究表明，化痰、祛湿药物本身就有抗纤维化作用。化痰除湿法在临床并非单独应用，往往要结合病情，根据辨证论治的原则配以其他治疗方法。如化痰药与理气药合用即理气散结法，用于痰气交结者；与清热药合用为清热化痰法，用于痰火互结者；与健脾药合用称健脾化痰法，用于脾虚痰凝者；与活血药合用称活血化痰法，用于血瘀痰结者。治湿当根据湿聚部位的不同，分别采取芳香化湿、化痰利湿、健脾除湿、温化水湿等法。

6. 清热利湿法

本法针对湿浊内蕴而化热成毒者。湿热毒邪也是肝纤维化形成的基本病理之一。因肝、胆、脾、胃位于中焦，湿热蕴结极为常见。本法可缓解临床症状，改善实验室指标，保护肝功能，部分药物具有直接抑制、杀伤癌细胞的作用。故肝癌治疗时使用清热利湿药具有重要意义。临床常用的清热利湿药有黄连、黄芩、黄柏、夏枯草、田基黄、茵陈蒿、垂盆草、苦参、虎杖、凤尾草、鸡骨草、酢浆草、白鲜皮、地肤子、金钱草、海金沙等。

7. 软坚散结法

软坚散结法针对肝纤维化结块坚硬者，是使用软坚散结药物使肿块软化、缩小、消散的治疗方法。味咸中药能够软化坚块，如鳖甲的咸平、龟板的甘咸、海螵蛸的咸涩、海浮石的咸寒等都有软坚作用。散结则常通过治疗产生聚结的病而达到散结的目的，如清热散结药治热结、理气散结药治气结、化瘀散结药治瘀结等。临床常用的软坚散结药有龟板、牡蛎、海浮石、海藻、瓦楞子、昆布、海蛤壳、夏枯草、白芥子、半夏、胆南星、瓜蒌、天葵子、山慈菇等。现代药理研究证实，软坚散结药物抗肿瘤的机制主要在于直接杀伤癌细胞，调整免疫状态。

四、功能性便秘

李佃贵教授总结前人经验，并结合现代生活特点，认为功能性便秘应从浊毒立论治疗。本病多由于饮食不节、情志不畅、体虚羸弱等导致肝失疏泄，脾失健运，肝脾失调，气机不畅，水湿停滞，日久郁而化浊成毒，浊毒阻于肠腑，糟粕不下，则发为便秘实证。浊毒蕴结日久亦可伤及阴液气血，阴伤及阳，发为便秘虚证。饮食不节，抑或偏嗜肥甘辛热之物，一则损伤脾胃，脾胃运化失常，内生湿邪，湿邪黏滞，则可见大便不畅，再则肥甘辛热之物助湿生热，可见大便干结。若湿热之邪郁积日久，化浊成毒，除见大便干结难解外，还可见舌苔黄厚腻、口气重、面色秽浊等浊毒内蕴之征象。情志不畅导致肝气横逆犯胃，脾胃气机失常影响大肠，可直接影响大肠传导功能导致便秘的发生。湿热浊毒之邪停留日久伤阴，阴伤及阳，致使便秘的发生或便秘症状持续，或反复发作。因此在临床治疗中，李教授以浊毒理论为纲领，具体运用泄热、化湿、理气、补虚等方法，并将化浊解毒通腑法贯穿始终，临床疗效甚佳。

（一）性味相合，清热通腑

李教授治疗热积便秘时，善从药物性、味层面相伍施治，多将苦寒、甘寒、咸寒之清热药相伍使用。苦能泄热，能燥湿；甘能缓急，能养液；咸能软坚，能泻下。故临证时常选用大黄、石膏、海藻、昆布等药。大黄性寒味苦，具有泻下攻积、清热泻火解毒之功效。李教授临证时用大黄3g，以奏健脾助消化、缓泻的功效。石膏甘寒，具有清热泻火、除烦止渴之功效，选用石膏，一方面清胃肠积热，另一方面避免苦寒清热药化燥伤阴，加重便秘程度。同时，辅以儿茶、生地黄，取效迅速。海藻咸寒，具有泄热、软坚之功效，软化胃肠实热积滞之大便。在治疗热积肠腑之便秘时，将苦寒、甘寒、咸寒之清热药相伍为用，既可清热通腑、软化大便，又可防止苦寒药伤阴，加重病情，临床应用，每收良效。

（二）燥化相用，祛湿通腑，化浊解毒

对于湿浊之邪引起的大便黏腻不尽、排便不畅等，李教授善从芳香化湿、健脾燥湿等祛湿途径用药。他善将白术、苍术二药相伍为用。《长沙药解》云："白术，味甘、微苦，入足阳明胃、足太阴脾经。补中燥湿，止渴生津，最益脾精，大养胃气，降浊阴而进饮食，善止呕吐，升清阳而消水谷。"苍术辛香温燥，健脾燥湿，祛浊悦脾。《玉楸药解》言："白术守而不走，苍术走而不收。故白术善补，苍术善行，其消食纳谷、止呕住泄亦同白术。"故李教授认为二药相伍为用，有补有泻，权衡中焦，则燥湿健脾之功较著。健脾祛湿的同时加用芳香之品以醒脾，使脾胃之气不壅滞，李教授常选用藿香，味辛性微温，入脾、胃、肺经，可芳香化浊，《本草正义》谓其"清芳微温，善理中州痰涎，为醒脾快胃、振动清阳之妙品"。健脾化湿与芳香化浊之品合用，使脾胃健、气机畅、湿浊去、大便通。

（三）升降相行，调气通腑，化浊解毒

李教授在治疗气机不畅所致便秘时，善从药物升降作用趋向层面调畅气机。正如《素问·六微旨大论》言："升降出入，无器不有……非出入则无

以生长壮老已，非升降则无以生长化收藏。"临证时常选用木香、沉香、枳实、杏仁等药。木香，具有行气止痛、健脾消食之功效。《本草纲目》言："木香，乃三焦气分之药，能升降诸气。诸气膹郁，皆属于肺，故上焦气滞用之者，乃金郁则泻之也；中气不运，皆属于脾，故中焦气滞宜之者，脾胃喜芳香也；大肠气滞则后重……肝郁则为痛，故下焦气滞者宜之，乃塞者通之也。"可见木香能行三焦、五脏之气。沉香，具有降气、纳气之功效。《医林纂要》言沉香"降逆气，凡一切不调之气皆能调之"。《本草再新》言："沉香，治肝郁，降肝气，和脾胃。"木香、沉香二药合用，畅理全身气机，善行气、能降气、可纳气。枳实，具有破气消积、化痰除痞的功效，为治疗脾胃、大肠气滞实证之要药。杏仁具有润肠通便的功效，能降大肠气，大肠气机通畅，则大便得下。李教授在治疗气机不畅所致便秘时，三焦全揽，肺、肝、脾、胃、肾、大肠等脏腑齐顾，给气机以升降出入之通路。

（四）阴阳相顾，补虚扶正，化浊解毒

浊毒之邪蕴积肠腑日久，伤阴耗气，阴伤及阳，发为便秘虚证，抑或年老体虚、病后未复等气血津液不足，致使肠道功能障碍而发为便秘。阴虚燥邪伤及肠腑，肠道干枯，大便不行，李教授常用玄参、沙参等药以增水行舟，其养阴不伤阳，同时配合火麻仁、郁李仁、瓜蒌仁等仁类中药以润肠通便。下焦虚寒所致便秘，李教授善用肉苁蓉。肉苁蓉性温，具有补肾阳、润肠道的功效，其补阳而不伤阴。临床治疗老年阳虚便秘时，肉苁蓉常用20g，疗效甚佳。李教授在治疗浊毒日久，伤及阴阳所致的功能性便秘时，将张景岳"阴阳相济之妙用"理论充分运用于治疗过程中，体现其治病辨证的大局观。

第四节　核心方药

一、常用经验方

（一）疏肝理气方

组成：香附15g，紫苏15g，青皮15g，柴胡15g，甘草6g。

功用：化浊解毒，疏肝理气。

主治：浊毒内蕴，肝胃不和证。脘腹胀满，胸脘痞闷，不思饮食，疼痛，嗳气，或有恶寒发热，舌暗红，苔薄黄，脉弦细滑。

方义：香附理气畅中、养血和血，紫苏辛温解表、温中行气，青皮疏肝破气、消积化滞，柴胡疏肝解郁、升举阳气，甘草调和诸药，兼以补中。五味相合，使气机得畅，疏肝安中，痛、胀、嗳自愈。

临证加减：内湿化热、舌苔兼黄者，加黄连、栀子以清热解毒；腹泻偏重者，加薏苡仁、茯苓、泽泻以利湿止泻。

（二）益气养阴方

组成：龙胆草 15g，五味子 15g，贯众 15g，桑椹 15g，重楼 12g。

功用：清热排毒，益气养阴。

主治：无症状性转氨酶升高。患者无不适症状，仅见肝功能检查转氨酶升高。

方义：李教授认为无症状性转氨酶升高多为浊毒内蕴所致。《本草纲目》云，龙胆草可"疗咽喉痛，风热盗汗。相火寄在肝胆，有泻无补，故龙胆之益肝胆之气，正以其能泻肝胆之邪热也"，其味甘性寒，专攻清热燥湿，泻肝胆实火作用甚强；贯众味苦，性微寒，有小毒，归肝、脾经，可清热解毒、凉血止血。两者合用，清热利湿以排毒，并泻肝火，为君药。患者久病易伤阴，五味子性温，味酸、甘，归肺、心、肾经，可益气生津、补肾宁心；《神农本草经疏》认为桑椹味甘性寒，益血而除热，为凉血补血益阴之药。两者养阴生津，滋养肝脏。重楼亦可清热解毒助君药之力，与五味子、桑椹共为臣药。

临证加减：湿热重者，加用茵陈、金银花、连翘、蒲公英以解表祛湿；阴虚重者，加用沙参、麦冬、生地黄、枸杞以养阴补气。

（三）理气和胃方

组成：百合 15g，乌药 9g，茯苓 15g，白术 9g，当归 12g，川芎 9g，白芍 30g，豆蔻 15g，鸡内金 15g，三七粉 2g（冲）。

功用：化浊解毒，理气和胃。

主治：浊毒内蕴，脾胃不和证。食欲减退与食后腹胀并见，脘腹胀痛甚或腹泻，嗳气，恶心，呕吐等，舌暗红，苔黄腻、黄厚腻，脉沉弦细。

方义：中医学应用百合治疗疾病已有2000多年的历史。百合最早记载于《神农本草经》，其味甘、性微寒，归肺、胃、心经，具有润肺止咳、清心安神和胃之功效。乌药味辛、性温，归肺、脾、肾、膀胱经，有行气止痛、温中散寒之功用。两者合用，首载于百合乌药散，有健脾和胃、行气止痛之功效。白术、茯苓是名方四君子汤的臣、佐之药，是治疗脾虚湿盛的常用药对。白术甘温补土，燥湿和中；茯苓甘淡渗利、健脾渗湿。白术以健脾为主，燥湿为辅；茯苓以渗湿为主，健脾为辅。两者合用，一健一渗，一补一利，使水湿得利，脾胃得补。当归、川芎、白芍养肝血、柔肝体，恢复肝正常的顺达之性，肝畅则胃安。豆蔻味辛、性热，归脾、胃经，可散寒燥湿、化浊消痞、行气温中、开胃消食。鸡内金味甘、性寒，归脾、胃、小肠、膀胱经，健脾消食化积。三七粉止血、散瘀、定痛。

临证加减：胃脘胀满者，加厚朴、枳实以理气消痞；胃脘灼热吐酸者，加生石膏、瓦楞子、海螵蛸以清胃制酸。

（四）理气活血方

组成：蒲黄9g，五灵脂15g，砂仁9g，延胡索15g，白芷15g，蒲公英15g。

功用：化浊解毒，理气活血。

主治：浊毒内蕴，气滞血瘀证。各种气滞血瘀引起的胃痛、头痛、胁痛。舌质紫暗，苔黄腻、黄厚腻，或见瘀斑、瘀点，脉沉弦涩。

方义：蒲黄、五灵脂味甘、性辛，行血散瘀止痛；砂仁行气化浊，和胃安中；延胡索理气安中，兼以止痛；白芷专入阳明经，辛香发散，外解风寒，兼化湿浊止痛；蒲公英清胃止痛。全方合用，共奏化浊解毒、理气活血之效，使浊毒去、血瘀散、气滞消。

临证加减：饮食停滞、吞酸吐腐者，加神曲、莱菔子以消食化滞；气机结滞者，加枳实、厚朴、广木香以开结散滞。

（五）清胃制酸方

组成：生石膏 30g，瓦楞子 15g，海螵蛸 15g，浙贝母 12g，牡蛎 20g，黄芩 9g，黄连 9g，栀子 9g。

功用：化浊解毒，清胃制酸。

主治：浊毒内蕴所致的胃灼热、反酸、胃热嘈杂等，舌红，苔黄厚腻或黄腻，脉弦滑。

方义：生石膏性大寒，清热泻火，泄肝胃之郁热，为君药。瓦楞子、海螵蛸可制酸止痛，共为臣药。牡蛎味咸、涩，性微寒，归肝、心、肾经，质重镇降，可散可收；浙贝母开郁散结；黄芩、黄连、栀子共清上焦中焦之郁热，与牡蛎、浙贝母共为佐药。

临证加减：脘痛腹胀者，加枳实、厚朴以疏肝理气；疼痛较剧者，加延胡索、白芷以祛风止痛；大便秘结者，加柏子仁、瓜蒌、火麻仁以润燥通便。

（六）和胃降逆方

组成：厚朴 15g，枳实 15g，半夏 9g，姜黄 9g，绞股蓝 9g。

功用：化浊解毒，和胃降逆。

主治：浊毒内蕴，胃气上逆证。恶心、呕吐，胸脘痞闷，便秘，舌暗红，苔黄腻或黄厚腻，脉弦细滑或弦细。

方义：厚朴、枳实行气散结、消痞除满，以除积滞内阻，畅通腑气；半夏味辛、性温，有毒，归脾、胃、肺经，与厚朴、枳实共奏燥湿化浊、和中健胃、降逆止呕之功；姜黄性温、味苦、辛，归脾、肝经，具有破血行气、通经止痛作用；绞股蓝味苦、微甘，性凉，具有益气健脾、清热解毒之效，有"不老长寿药草""天堂草""小人参"之称。

临证加减：胃脘疼痛者，加延胡索、白芷、三七粉以活血化瘀；大便偏干者，可加大黄、芦荟以泄浊解毒。

（七）防癌抗癌方

组成：白花蛇舌草 15g，半枝莲 15g，茵陈 15g，板蓝根 15g，鸡骨草 15g，苦参 12g，黄芩 12g，黄连 12g，绞股蓝 12g，黄药子 12g。

功用：化浊解毒，防癌抗癌。

主治：癌前期病变或癌症浊毒内蕴证。口苦、口干，不欲饮食，恶心，水肿，舌红或暗红，苔黄厚腻，脉弦滑。

方义：白花蛇舌草味苦、甘，性寒，入心、肝、脾经，可清热解毒、利湿；半枝莲味辛、苦，性寒，归肺、肝、肾经，可清热解毒、散瘀止血、利尿消肿。两者合用可加强清热利湿解毒之功，且现代药理研究显示两者均有抗癌之功效。茵陈味苦、辛，性微寒，板蓝根味苦，性寒，鸡骨草味甘、苦，性凉，苦参味苦，性寒，黄芩味苦，性寒，黄连味苦，性寒，六药合用，清热利湿之功尤著。癌症患者多有湿热瘀阻，故予绞股蓝、黄药子散结消肿为佐。

临证加减：痛剧者，加用延胡索、白芷、蒲黄、五灵脂止痛；鼓胀者，加用茯苓、泽泻、车前子消胀；有出血倾向者，加用大蓟、小蓟、白茅根、棕榈炭止血。

（八）散结止痛方

组成：鳖甲 15g，山甲珠 15g，冬葵子 15g，田基黄 12g，红景天 12g，急性子 12g，大黄 6g。

功用：清热活血，散结止痛。

主治：浊毒内蕴之鼓胀。腹部胀满，胀而不坚，胁下胀满或疼痛，纳少，嗳气，食后胀甚，小便短少，舌红，苔黄腻，脉弦滑。

方义：鳖甲味咸，性微寒，归肝、肾经；山甲珠味咸、凉，性微寒，归肝、胃经，两者共奏软坚散结止痛之效，同为君药。冬葵子味甘，性寒，可清湿热消肿止痛，为臣药。急性子味苦、辛，性温，助君药软坚散结，另有活血之功效，田基黄助冬葵子清热消肿止痛，共为佐药。大黄清湿热祛瘀解毒。患者久病伤气，故予红景天益气活血。

临证加减：气滞者，加用柴胡、枳壳、香附、紫苏疏肝理气；血瘀重者，加用桃仁、红花、当归、泽兰活血化瘀。

二、慢性胃炎经验方

李教授将慢性胃炎的症状总结为 10 个主要症状，即胃胀、胃痛、嗳气、烧心、反酸、痞满、溏泄、便秘、心烦、纳呆，并根据主要症状，结合临床经验拟定了10个常用方剂。

1. 化浊解毒消胀方

药物组成：厚朴 12g，枳实 15g，重楼 9g，广木香 9g，乌药 12g，炒莱菔子 15g 等。

加减：胆汁反流者，加代赭石、苏梗；胸胁胀满者，加柴胡、香附；烧心者，加生石膏、黄连、栀子；反酸者，加瓦楞粉、海螵蛸、浙贝母。

2. 祛浊解毒止痛方

药物组成：延胡索 15g，八月札 12g，白芷 12g，蒲黄 9g，五灵脂 12g，香附 12g 等。

加减：腹胀满者，加焦槟榔，炒莱菔子；寐差者，加合欢皮、夜交藤、酸枣仁；大便黏腻不爽者，加葛根、白芍、地榆；心下痞者，加瓜蒌、半夏、黄连；胃黏膜充血水肿，有瘀血者，常加川芎、三七粉。

3. 降浊解毒顺气方

药物组成：藿香 12g，清半夏 9g，竹茹 9g，陈皮 9g，丁香 9g，柿蒂 9g 等。

加减：心烦口苦，气郁化热者，加栀子、黄连；胃中似痛非痛、似辣非辣、似饥非饥，莫可名状，即嘈杂者，加黄连、海螵蛸；喉间异物感者加紫苏、厚朴。

4. 清浊解毒凉润方

药物组成：川茶 9g，黄连 12g，生地黄 15g，牡丹皮 15g，瓦楞子 20g，生石膏 20g 等。

加减：毒盛阴伤者，加沙参、石斛养阴；胃脘疼痛者，加延胡索、白芷；反酸者，加浙贝母、生龙牡；肝肾阴虚较甚者，可加玄参、山萸肉。

5. 清浊解毒除酸方

药物组成：白花蛇舌草 15g，吴茱萸 9g，海螵蛸 15g，生龙骨 15g，生牡蛎 15g 等。

加减：胃脘灼痛者，加延胡索、川楝子；胃脘胀痛较剧者，加厚朴、广木香、佛手；泛吐清水者，加半夏、茯苓、陈皮；恶心呕吐者，加橘皮、竹茹；大便秘结者，加生大黄、芒硝。

6.散浊解毒消痞方

药物组成：瓜蒌 9g，黄连 12g，清半夏 9g，厚朴 12g，枳实 12g，半枝莲 15g 等。

加减：痰多、恶心者，加旋覆花、代赭石；呕吐者，加陈皮、竹茹；胃脘疼痛者，加延胡索、白芷；嗳气者，加石菖蒲、郁金、苏叶。

7.渗浊解毒止泻方

药物组成：藿香 12g，大腹皮 15g，半边莲 15g，清半夏 9g，薏苡仁 15g，扁豆 15g 等。

加减：食积较重者，加枳实、黄连、焦三仙；盛夏之季腹泻较重者，加香薷、佩兰、荷叶；腹胀者，加厚朴、陈皮；兼湿热者，加白头翁、黄连、黄芩、黄柏；腹泻较甚者，加乌梅、石榴皮、诃子肉。

8.泄浊解毒清肠方

药物组成：海藻 12g，生山楂 15g，马齿苋 15g，芦荟 1g，虎杖 12g 等。

加减：郁而化火者，可加虎杖、龙胆草；气逆呕吐者，可加半夏、旋覆花；七情郁结者，可加柴胡、白芍、合欢皮；伤阴者，加生地黄、玄参、麦冬；血虚者，可加当归。

9.化浊解毒除烦方

药物组成：刺五加 15g，黄连 12g，炒枣仁 15g，合欢皮 15g，合欢花 15g 等。

加减：胃脘疼痛者，加延胡索、白芷；嗳气频繁者，加石菖蒲、郁金、苏叶；头晕目赤、口苦者，加龙胆草、夏枯草；失眠、多梦者，加丹参、生龙骨、生牡蛎、远志。

10. 透浊解毒醒脾方

药物组成：藿香 12g，佩兰 12g，连翘 12g，炒莱菔子 15g，炒鸡内金 15g 等。

加减：食滞较重者，加枳实、槟榔；食积化热者，加黄连、黄芩；大便秘结者，加大黄；兼脾虚者，加白术、茯苓；嗳气不止者，可加旋覆花、代赭石、沉香。

三、溃疡性结肠炎经验方

李教授根据溃疡性结肠炎的发病和临床表现，将其分发作期和缓解期进行辨治。

（一）发作期

1. 浊毒内蕴

药物组成：茵陈 15g，黄连 12g，藿香 12g，大黄 9g，黄柏 12g，白花蛇舌草 15g，败酱草 15g。

加减：便黏液脓血多者，加槐花、地榆、三七粉、血余炭，止血化脓而不敛邪。若药物苦寒，患者体质虚弱，可加用肉桂、木香、川芎、延胡索等温通行气之物，以免苦寒伤胃。

2. 气滞浊阻

药物组成：陈皮 9g，白术 9g，芍药 15g，防风 9g，柴胡 12g，木香 9g，藿香 12g，白豆蔻 12g。

加减：便中伴有脓血者，加凤尾草、败酱草、黄连清热排脓；排便不畅、矢气频繁者，加枳实、槟榔理气导滞；大便夹不消化食物者，加神曲、麦芽消食导滞；胸胁胀痛者，加青皮、香附疏肝理气；大便夹有黄白色黏液者，加黄连清肠燥湿。

3. 浊毒瘀阻

药物组成：蒲公英 15g，黄连 12g，虎杖 12g，红藤 12g，白豆蔻 15g，薏苡仁 15g，当归 15g，红花 12g，三七粉 2g。

加减：身热甚者，加葛根、金银花、连翘解毒退热；出血多者，加血余炭止血；便血鲜红者，加牡丹皮、墨旱莲凉血行瘀。

（二）缓解期

1.浊毒伤阴

药物组成：白豆蔻 15g，飞扬草 12g，黄连 12g，乌梅 12g，五味子 12g，石斛 15g，女贞子 15g。

加减：大便伴脓血者，加槐花、地榆清热凉血解毒；腹痛甚者，加徐长卿、红藤祛湿止痛；倦怠乏力者，加党参、茯苓、炒扁豆健脾化浊；久泻反复发作，可加石榴皮、山茱萸、芡实健脾止泻；阴虚有郁热者，加黄芩、蒲公英、石见穿等清热解毒。

2.浊毒损阳

药物组成：肉豆蔻 15g，补骨脂 12g，五味子 12g，吴茱萸 9g，黄连 9g，半枝莲 12g，木香 9g。

加减：腹中痛甚者，加砂仁、高良姜温中止痛；形寒肢冷者，加巴戟天、肉桂、炮姜补肾助阳；小便频数者，加乌药、益智仁、山药补肾缩尿。

3.脾虚浊毒

药物组成：茯苓 15g，白术 12g，山药 15g，白扁豆 15g，砂仁 12g，薏苡仁 12g，芡实 12g。

加减：便脓血黏液者，加地榆、仙鹤草、槐花清热凉血；大便白冻、黏液较多者，加苍术健脾燥湿；腹痛较甚者，加延胡索、乌药、枳实理气止痛；久泻气陷者，加黄芪、升麻、柴胡升阳举陷；脾虚兼气滞者，宜佐以佛手、白梅花、橘皮理气而不耗气之品。

四、胃癌经验方

李教授认为，近年来胃癌发病率逐年攀升，与生态环境和人们生活方式的改变密切相关。天之浊毒、地之浊毒、人之浊毒均可导致胃癌的发生。从临床表现看，胃癌患者舌质多红或紫暗，舌苔黄燥或黄腻，脉多弦滑或滑数，均为浊毒中阻之明征。从胃镜表现看，胃癌患者癌肿呈菜花状突入胃腔，表面有污秽的苔覆盖，或溃疡型，黏膜糜烂，底部有细小颗粒或覆盖白薄苔，肿块隆起，黏膜充血、糜烂、溃疡，透见红色血管纹，与浊毒致病特点相符。因此李教授建议分期治疗胃癌。

（一）胃癌早期：化浊解毒平逆方

药物组成：茵陈、黄连、半夏、代赭石、木香、全蝎、蜈蚣、川朴、枳实、炒莱菔子。

加减：乏力者，加西洋参、黄芪；嗳气者，加丁香、柿蒂、旋覆花、竹茹；大便干燥者，加火麻仁；胃脘部疼痛者，加延胡索、白芷。

（二）胃癌中晚期

1. 化浊解毒消癌汤Ⅰ号（浊毒内蕴证）

药物组成：茵陈、黄连、白花蛇舌草、全蝎、蜈蚣、壁虎、白术、绞股蓝等。

2. 化浊解毒消癌汤Ⅱ号（浊毒兼气虚证）

药物组成：白术、茯苓、黄芪、砂仁、白花蛇舌草、茵陈、黄连、半夏、旋覆花、代赭石。

加减：阴虚者，加石斛、沙参、麦冬；厌食者，加焦三仙、鸡内金、莪术；湿浊内盛者，加藿香、佩兰、薏苡仁、滑石等。

（三）配合手术方：化浊解毒散结方

药物组成：藿香、佩兰、茵陈、黄连、太子参、白术、茯苓、全蝎、蜈蚣、砂仁。

加减：气血两虚、白细胞降低者，加鸡血藤、当归，重用黄芪；呕血便血者，加仙鹤草、白及、阿胶、地榆炭等；便秘者，加肉苁蓉、火麻仁、瓜蒌等；食欲不振者，加焦三仙、炒谷芽、鸡内金、莪术；疼痛者，加延胡索、徐长卿；水肿者，加车前子、滑石、茯苓皮、猪苓、泽泻等；恶心呕吐者，加旋覆花、代赭石、清半夏等。

（四）配合化疗方：自拟和胃方

药物组成：旋覆花、代赭石、法半夏、陈皮、茯苓、竹茹、白术、泽泻、木香、炒莱菔子。

加减：纳呆者，加鸡内金、莪术、焦三仙；便秘严重者，加火麻仁、黄芪；口苦口黏者，加黄连、藿香。

（五）化疗后方：化浊解毒扶正方

药物组成：茵陈、黄连、半边莲、半枝莲、黄芪、女贞子、白术、全蝎、蜈蚣。

（六）胃癌止痛方：化浊解毒止痛方

药物组成：蜈蚣、水蛭、血竭、全蝎、白花蛇、蟾酥、白芥子。
用法：共研细末，装胶囊服用。饭前服用。

第四章 验案评析

第一节 食管疾病

病案 1

郑某，女，57 岁。2022 年 4 月 7 日初诊。

主诉：反酸、烧心 5 个月余，加重 7 天。

现病史：患者 5 个月前因饮食不慎出现反酸、烧心，夜间平卧时尤甚，遂就诊于河北某医院查电子胃镜示反流性食管炎，予西药（具体药物、服药方式不详）治疗后症状好转。后症状时有反复，发作时服用上述西药，缓解时停药。7 天前患者因情志不舒出现反酸、烧心，服用上述药物后症状缓解不明显，为求进一步诊疗就诊于门诊。现主症：反酸、烧心，夜间平卧时加重，口干、口苦，心烦易怒，胃脘部隐痛，纳寐差，不易入睡，舌暗红，苔黄腻，脉弦滑数。

西医诊断：反流性食管炎。

中医诊断：吐酸病（浊毒内蕴，肝胃不和证）。

治法：化浊解毒，制酸止痛。

处方：牡蛎 20g，浙贝母 15g，海螵蛸 12g，瓦楞子 20g，茵陈 15g，黄连 12g，半枝莲 12g，白花蛇舌草 12g，儿茶 9g，生地黄 12g，牡丹皮 12g，全蝎 9g，水蛭 9g，土鳖虫 9g，砂仁 12g，鸡内金 12g，半边莲 12g，苦参 9g。14 剂，每日 1 剂，水煎服取汁 400mL，早晚分服。

二诊（2022年4月21日）：患者诉反酸较前减轻，仍有烧心、头晕，腹部微怕凉，口苦减轻，口干，纳可，寐欠安，难以入睡，大便每日1行、质可，舌红苔黄腻，脉弦滑数。上方基础上去生地黄、牡蛎、浙贝母，加百合15g，乌药9g，当归12g，川芎9g，白芍15g，白术9g，三七粉6g。予中药汤剂14剂，煎服法同前。

三诊（2022年5月5日）：患者诉服药后反酸、烧心、口干、口苦好转，胃脘部嘈杂，纳可，寐欠安，大便每日1行，时干时稀，舌红苔薄黄，脉弦滑。二诊方基础上去海螵蛸、瓦楞子、全蝎、半边莲，加茯苓12g，鸡骨草12g。予14剂继服，煎服法同前。

按：本案例患者反酸、烧心为主症，夜间平卧时加重，口干、口苦，心烦易怒，舌暗红，苔黄腻，脉弦滑数，辨其病机为浊毒内蕴，肝胃不和。初诊时，李教授以茵陈、黄连为君。《本草述钩元》言："茵陈发陈致新，与他味之逐湿热者殊，而渗利为功者，尤难相匹。"《神农本草经疏》曰："茵陈，其主风湿寒热，邪气热结……皆湿热在阳明、太阴所生病也。苦寒能燥湿除热，湿热去，则诸症自退矣。除湿散热结之要药也。"《药类法象》曰："黄连泻心火，除脾胃中湿热，治烦躁恶心，郁热在中焦，兀兀欲吐。治心下痞满必用药也。"二者配伍功清热解毒、利湿化浊，入肝、胃经以清内蕴之浊毒。辅以半枝莲、半边莲、白花蛇舌草、苦参清热解毒利尿，牡蛎、浙贝母、海螵蛸、瓦楞子制酸止痛，为臣。儿茶、生地黄、牡丹皮滋阴清热，《本草经疏》曰："牡丹皮，其味苦而微辛，其气寒而无毒，辛以散结聚，苦寒除血热，入血分，凉血热之要药也。"全蝎、水蛭、土鳖虫入血分以破血通经、攻毒散结，《神农本草经》言："土鳖主心腹寒热洗洗，血积癥瘕，破坚，下血闭。"砂仁、鸡内金化湿行气、消积和胃，共为佐药。二诊时，患者反酸减轻，仍有烧心，服药后腹部微怕凉，遂去性寒之牡蛎、浙贝母、生地黄，加性温之乌药、当归、白术以健脾温中，百合、白芍滋肝宁心安神，川芎、三七粉活血化瘀以固本。三诊时，患者反酸、烧心、口干、口苦明显减轻，服用二诊方后出现胃脘部嘈杂，大便时干时稀，为肝脾不调所致。李教授遂去制酸之海螵蛸、瓦楞子，攻积之全蝎，清热利尿之半边莲，加性平之茯苓以利水渗湿、健脾宁心，入肝经以清肝之余火的鸡骨草，《岭南草药志》言"鸡骨草清郁热，疏肝，和脾，续折伤"，茯苓、鸡骨草配伍以调和肝脾。

病案 2

张某，男，32 岁。2022 年 5 月 19 日初诊。

主诉：反酸 20 天，加重伴胃脘部疼痛 3 天。

现病史：患者 20 天前因饮食不慎出现反酸，伴烧心、口苦，遂就诊于河北省某医院，查电子胃镜示反流性食管炎、慢性萎缩性胃炎伴糜烂。3 天前患者反酸、烧心加重，伴胃脘部疼痛，于该医院行病理检查示慢性萎缩性胃炎、腺体肠上皮化生，为求进一步诊疗就诊于我院门诊。现主症：反酸、烧心，胃脘部疼痛，口干、口苦，时有饥饿感，四肢发凉，头易出汗，纳寐可，大便质稀，每日 1 行，舌红，苔黄腻，脉滑数。

西医诊断：反流性食管炎。

中医诊断：吐酸病（浊毒内蕴，胆胃不和证）。

治法：化浊解毒，制酸止痛。

处方：茵陈 15g，黄连 12g，苦参 9g，半枝莲 12g，白花蛇舌草 12g，鸡骨草 12g，百合 15g，乌药 9g，当归 12g，川芎 9g，白芍 15g，白术 9g，三七粉 6g，海螵蛸 12g，瓦楞子 20g，山甲珠 3g，水蛭 9g，地龙 9g，威灵仙 12g，丹参 12g，厚朴 12g，枳实 12g，茯苓 12g，鸡内金 12g。14 剂，每日 1 剂，水煎服取汁 400mL，早晚分服。

二诊（2022 年 6 月 2 日）：患者诉反酸、烧心较前减轻，晨起口干、口苦，胃脘部隐痛，纳寐可，大便每日 1 行，不成形，舌红，苔薄黄腻，脉滑数。上方基础上去海螵蛸、瓦楞子、威灵仙、鸡内金，加炒莱菔子 15g，广木香 9g。予中药汤剂 14 剂，煎服法同前。

三诊（2022 年 6 月 16 日）：患者诉服药后上述症状明显好转，偶有胃胀、嗳气，纳一般，寐可，大便每日 1 行，质偏稀，舌红，苔根部薄黄腻，脉弦滑。二诊方基础上去枳实、厚朴，加香附 12g，紫苏梗 12g，鸡内金 12g，予 14 剂继服，煎服法同前。

按：本案例患者反酸为主症，伴烧心，口干、口苦，胃脘部疼痛，舌红苔黄腻，脉滑数，辨其病机为浊毒内蕴，胆胃不和。初诊时，李教授抓住主要病机，用茵陈、黄连为君药以清热燥湿、化浊解毒。臣药以半枝莲、白花蛇舌草等清热解毒。《泉州本草》言："半枝莲通络，清热解毒，祛风散血，行气利水，破瘀止痛。"现代药理学研究证明，白花蛇舌草能增强机体的免疫力，抑制肿瘤细胞的生长，是"清热解毒"之良药。海螵蛸、瓦楞子以制酸止痛。因患者胃脘部疼痛明显，遂予枳实、厚朴、鸡内金以破气消积，白芍敛阴柔肝以止痛。久病入络，日久成瘀，患者经络不通，则见四肢发凉，遂予山甲珠、水蛭、地龙、威灵仙等攻窜之品解血分瘀毒，以复气血正常运行。《药品化义》曰："灵仙，性猛急，盖走而不守，宣通十二经络，主治风、湿、痰、壅滞经络中。"《本草正义》曰："威灵仙，以走窜消克为能事，积湿停痰，血凝气滞，诸实宜之。"二诊时，患者反酸、烧心明显减轻，仍有胃脘部隐痛，遂去制酸之海螵蛸、瓦楞子，通络消积之威灵仙、鸡内金，加入循行胃经之炒莱菔子以降气消积，行三焦气机之广木香以畅全身气机。《本草纲目》曰："木香治心腹一切滞气。和胃气，泄肺气，行肝气。凡气郁而不舒者，宜用之。"《本草求真》言木香"下气宽中，为三焦气分要药。然三焦则又以中为要，中宽则上下皆通，是以号为三焦宣滞要剂"。三诊时，患者诸症明显减轻，遂去破气之枳实、厚朴。因仍有胃胀、嗳气，加香附、紫苏梗以降气和胃，鸡内金以消积和胃。

病案 3

王某，女，58 岁。2022 年 3 月 28 日初诊。

主诉：反酸、烧心 1 年余，加重 7 天。

现病史：患者缘于 1 年前过食辛辣食物出现反酸、烧心，2021 年 12 月 3 日就诊于河北某医院，行电子胃镜检查示反流性食管炎、胃及十二指肠多发息肉切除。2021 年 12 月 6 日，病理检查报告示胃底腺息肉，予西药（具体用药不详）治疗，症状好转，7 天前因饮食不当，反酸、烧心症状再次加重，为求进一步诊疗遂来我院就诊。现主症：反酸、烧心，胸痛，上腹烧灼感，嗳气，纳可，寐一般，易醒，大便每日 1 次，不成形，质黏，舌红苔薄黄，脉弦细滑。

西医诊断：反流性食管炎。

中医诊断：吐酸症（浊毒内蕴，肝胃不和证）。

治法：化浊解毒，疏肝和胃。

处方：茵陈 15g，黄连 12g，苦参 12g，半枝莲 15g，白花蛇舌草 15g，鸡骨草 15g，生石膏 30g，生牡蛎 20g，浙贝母 12g，海螵蛸 15g，瓦楞子 20g，黄芩 12g，黄柏 9g，儿茶 9g，牡丹皮 12g，寒水石 20g，鸡内金 12g，厚朴 12g，枳实 12g。14 剂，每日 1 剂，水煎服，早晚分服。

二诊（2022 年 4 月 11 日）：患者服药后症状有所缓解，反酸、烧心减轻，偶嗳气，纳可，寐可，小便调，大便每日 1 次，成形，舌红，苔薄黄，脉弦细滑。一诊方基础上减厚朴、枳实，加香附 12g，苏梗 12g，炒莱菔子 12g。14 剂，每日 1 剂，水煎服，早晚分服。

三诊（2022 年 4 月 25 日）：患者症状明显好转，反酸、烧心明显减轻，偶嘈杂，纳可，寐可，大便每日 1 次，成形，舌红苔薄黄，脉弦细滑。继服二诊方 14 剂，每日 1 剂，水煎服，早晚分服。

按：反流性食管炎的主要症状是反酸、烧心，李佃贵教授认为其基本病机是浊毒内蕴，另外还有肝气犯胃（肝胃不和）、肝胃郁热、瘀血停滞、脾胃虚寒、脾胃阴虚等病因病机。该病患者主要表现为胸骨和上腹部灼烧不适、疼痛、嗳气，是肝胃不和的典型表现。正常情况下肝的疏泄功能可促进消化吸收，有助于脾胃的运化，肝气调畅则全身气机调畅，使胃气通降、脾气健运，饮食物得以正常被消化吸收，各脏腑得以气血充养，维持功能的正常运行。病理情况下肝气郁滞，横逆犯胃，胃失和降，二者功能失调，成为引起反流性食管炎的重要病机，治疗当以化浊解毒、疏肝和胃为主。方中生石膏清胃热、祛浊毒，为君药。海螵蛸除湿、制酸、止血、敛疮，生牡蛎用于胃酸过多，瓦楞子消痰化瘀、软坚散结、制酸止痛，共助石膏行清热止痛之功，为臣药。茵陈、黄连二者配伍，擅清热解毒、利湿化浊，辅以寒水石、浙贝母、半枝莲、白花蛇舌草、苦参清热解毒、散结消痈，儿茶清热化痰，牡丹皮清热生津润燥，鸡内金健脾和胃，鸡骨草利湿消肿止痛，厚朴、枳实下气除满，共为佐药。二诊患者症状明显缓解，加炒莱菔子理气除胀、降气化浊，苏梗和香附疏肝解郁、理气宽中。三诊患者症状明显好转，继续服用二诊方加强疗效。

第二节 慢性胃炎

一、胆汁反流性胃炎

侯某，男，29岁。2015年2月9日初诊。

主诉：胃脘部胀痛1个月余，加重3天。

现病史：患者1个月前无明显诱因出现胃脘部胀痛不适，遂就诊于河北省某医院，查电子胃镜示胆汁反流性胃炎，病理示黏膜糜烂、个别腺体肠上皮化生，予中药（具体成分不详）治疗后症状减轻。3天前患者因饮食不慎再次出现胃脘部胀满疼痛并加重，伴烧心，为求进一步治疗就诊于我院门诊。现主症：胃脘部胀痛、拒按，胃脘嘈杂，夜间加重，恶心欲吐，烧心，偶有反酸，口干涩，偶有头痛，纳可，寐差，小便黄，大便不成形，舌红，苔黄腻，脉弦滑数。

西医诊断：胆汁反流性胃炎。

中医诊断：胃脘痛（浊毒内蕴，肝胃不和证）。

治法：化浊解毒，和胃止痛。

处方：百合15g，乌药9g，当归15g，川芎9g，白芍15g，白术9g，三七粉3g，厚朴9g，枳实15g，茵陈15g，黄连9g，藿香12g，大腹皮9g，炒莱菔子10g，合欢皮9g，炒酸枣仁15g。7剂，每日1剂，水煎服，取汁400mL，早晚分服。

二诊（2015年2月16日）：患者诉仍有胃脘部胀痛不适、拒按，胃脘部嘈杂及恶心感明显减轻，偶有烧心、反酸，嗳气频，纳可，寐欠安，大便质稀，小便黄，舌红苔黄腻，脉弦细滑。上方基础上去百合、乌药、白术，加延胡索12g，白芷9g，砂仁6g，柴胡9g，青皮12g，香附12g，紫苏梗12g。予中药汤剂14剂，煎服法同前。

三诊（2015年3月5日）：患者诉胃脘部疼痛好转，仍有胀满不适，进食后加重，烧心、反酸、嗳气明显减轻，纳寐可，二便调，舌红，苔薄黄，脉弦滑。二诊方基础上去大腹皮、柴胡、青皮，予30剂继服，煎服法同前。

按：本案例患者以胃脘部胀痛为主症，伴有烧心、反酸，胃脘部嘈杂，恶心欲吐，嗳气频，舌红苔黄腻，脉弦滑数，辨其病机为浊毒内蕴，肝胃不和。

初诊时，本方以百合、乌药为君。百合滋阴，《药性论》言其可"除心下急、满、痛，治脚气，热咳逆"。乌药行气，《本草拾遗》谓其"主中恶心腹痛，宿食不消"。《本草通玄》载其"理七情郁结，气血凝停，霍乱吐泻，痰食稽留"。两者配伍，共奏滋阴柔肝、行气止痛之效。当归性温，味辛、甘，甘温养血补血防其传变，川芎辛温活血以祛血分之瘀滞；白芍敛阴柔肝，缓急止痛，《医学启源》言其"安脾经，治腹痛，收胃气，止泻利，和血，固腠理，泻肝，补脾胃"。三七粉活血止血，消肿止痛，止血不留瘀，活血不伤正，乃伤科要药。四者配伍滋养活兼备，共祛血分瘀毒。合欢皮、酸枣仁二者合用养肝宁心、解郁安神。茵陈味苦、辛，性微寒，有清热利湿之效；黄连苦寒，清热燥湿，可除肠、胃、脾三家之湿热；藿香辛温，有芳香燥湿化浊之功，《本草述》曰其"散寒湿、暑湿、郁热、湿热，治外感寒邪，内伤饮食，或饮食伤冷湿滞"。枳实、厚朴、炒莱菔子行气分以降气除满。胃虚则水液停胃，予以白术、大腹皮以健脾利水。二诊时，患者症状未见明显好转，李教授为加强疏肝行气之效，去百合、乌药、白术，加砂仁以健脾和胃，加入肝经之柴胡行气疏肝，以疏利三焦浊毒，《神农本草经》言"柴胡主心腹肠胃中结气，饮食积聚，寒热邪气，推陈致新"。青皮破气消积和胃，《本草纲目》曰其"治胸膈气逆，胁痛，小腹疝气，消乳肿，疏肝胆，泻肺气"。加延胡索、香附、紫苏梗以行中焦气机，恢复脾胃气机运转之职；加白芷燥湿止痛以治其标，《本草纲目》言"白芷，色白味辛，行手阳明；性温气厚，行足阳明……风热者辛以散之，湿热者温以除之，为阳明主药"。三诊时，患者症状明显减轻，遂去柴胡、青皮、大腹皮以防伤正，继服以顾其疗效。

二、慢性萎缩性胃炎

病案 1

涂某，女，54 岁。2018 年 11 月 5 日初诊。

主诉：间断胃脘胀满 2 年余，加重伴口苦 1 个月。

现病史：患者 2 年前无明显诱因出现胃脘胀满，进食后尤甚，遂就诊于四川省某医院，查电子胃镜示慢性胃炎伴糜烂，病理示轻度萎缩，予西药（具体药物、服药方式不详）治疗后症状好转。后症状时有反复，未规律治疗。1

个月前患者因情志不舒出现胃脘胀满加重，伴晨起口苦，为求进一步诊疗就诊于我院门诊。现主症：胃脘部胀满，进食后加重，晨起口苦，矢气频，面色萎黄，精神萎靡，乏力，偶有气短，纳可，寐欠安，入睡困难，易早醒，大便每日2次，成形，舌淡，苔薄黄，脉弦细滑。

西医诊断：慢性萎缩性胃炎。

中医诊断：胃痞病（浊毒内蕴，脾胃虚弱证）。

治法：化浊解毒，行气和胃。

处方：百合15g，乌药9g，当归20g，川芎9g，白芍12g，白术12g，三七粉6g，茵陈12g，黄连12g，仙鹤草12g，半枝莲12g，香附12g，紫苏梗12g，广木香9g，荔枝核12g，全蝎9g，蜈蚣3g，砂仁15g，枳实15g，厚朴9g，清半夏9g。14剂，每日1剂，水煎服，取汁400mL，早晚分服。

二诊（2018年12月13日）：患者诉胃脘部胀满较前稍缓解，矢气频，仍有口苦，夜间及晨起加重，乏力，纳寐可，大便每日1行，质可，舌淡苔黄腻，脉弦细数。上方基础上去仙鹤草，加苦参9g，白花蛇舌草15g，鸡骨草15g，瓜蒌15g。予中药汤剂14剂，煎服法同前。

三诊（2019年1月14日）：患者诉夜间口苦较前减轻，小腹胀，矢气较前减少，偶有气短，纳可，寐一般，大便每日2次，成形，舌红苔薄黄，脉弦细，二诊方基础上去香附、紫苏梗、荔枝核，加神曲12g。予30剂继服，煎服法同前。

四诊（2022年4月11日）：患者2021年2月28日于四川省某医院复查电子胃镜示慢性萎缩性胃炎伴隆起糜烂，病理示轻度萎缩、轻度肠上皮化生。患者诉胃脘部隐痛，右胁肋部胀痛，眼干涩，心烦，身痒难忍，四肢屈伸不利，纳一般，寐差，大便头干后稀，每日1行，舌淡红边有齿痕，苔薄黄糙，脉沉弦细。三诊方基础上去广木香、全蝎、蜈蚣、砂仁、枳实、厚朴、清半夏，加山甲珠3g，儿茶9g，生地黄15g，牡丹皮15g，土茯苓15g，地肤子12g，蛇床子12g，白鲜皮15g。予14剂继服，煎服法同前。

按：本案例患者胃脘部胀满，进食后加重，晨起口苦，矢气频，舌淡苔薄黄腻，脉弦细滑，辨其病机为浊毒内蕴，脾胃虚弱证。初诊时，李教授以百合、当归为君。百合滋养胃阴，《神农本草经》谓其"主邪气腹胀、心痛，利大、小便，补中益气"；当归补养气血。二者配伍以复脾胃生机。川芎辛温活血以祛血分之瘀滞，白芍敛阴柔肝、缓急止痛，白术健脾温中、燥湿利水，三七粉活血止血、消肿止痛，荔枝核行气散结、祛寒止痛。枳实、厚朴、半夏、紫苏梗破气降逆和胃，与行三焦气机之广木香、香附同用以消中焦胀满。砂仁辛温，入脾、胃经，善于化湿行气，是醒脾开胃之良药，《本草纲目》言其可"补肺醒脾，养胃益肾，理元气，通滞气，散寒饮胀痞，噎膈呕吐"。茵陈、黄连性寒、味苦，共用以制胆汁泛溢，治口苦之疾。仙鹤草止血补虚，《百草镜》言其"下气活血，理百病，散痞满"，可保护胃黏膜以防病情进展。全蝎、蜈蚣两者配伍攻坚化积、解毒散结，以使浊气降、清气升，气机环周不休。二诊时，患者上述症状缓解不明显，且舌苔黄腻，脉由缓转数，李教授认为邪郁日久化热，遂去仙鹤草，加功善清热化痰、利尿解毒之苦参、白花蛇舌草、瓜蒌、鸡骨草。瓜蒌味甘，微苦，性寒，归肺、胃、大肠经，有清热化痰、宽胸散结、润燥滑肠之效。现代药理学研究发现，其对消化系统有抗溃疡、泻下的作用。三诊时，患者诸症减轻，遂去行气之香附、紫苏梗、荔枝核，加神曲以复胃气，《药性论》曰："神曲化水谷宿食，癥结积滞，健脾暖胃。"四诊时，患者距三诊已三年余，病情有所进展，症状较前加重，李教授依据其症状认为属气阴两伤，湿热壅滞于皮肤肌腠之间，遂加清热利湿之儿茶、牡丹皮、土茯苓，《本草正义》言："土茯苓，利湿去热，能入络，搜剔湿热之蕴毒。"又加利湿杀虫止痒之地肤子、蛇床子、白鲜皮以治其标。白鲜皮乃苦寒胜湿之药，又能通行经隧脉络。其气味甚烈，故能彻上彻下，通利关节，胜湿除热，无微不至。生地黄补气养阴以复其本。山甲珠擅通经活络、消肿止痛。诸药合用，疗效确切。

病案 2

徐某，男，54 岁。2022 年 5 月 5 日初诊。

主诉：胃脘部不适 2 个月，加重 2 天。

现病史：患者 2 个月前无明显诱因出现胃脘部不适，就诊于石家庄市某医院，查电子胃镜及病理示慢性萎缩性胃炎伴肠化，未予治疗，症状时轻时重，近 2 天胃脘部不适加重，现患者为求中药治疗来诊。刻下症：胃脘部不适，无嗳气，无反酸、烧心，纳可，寐欠安，多梦易惊，腰部冷痛，大便每日 1 ～ 2 行，质可。舌暗，苔根部黄腻，脉沉弦细。既往否认其他慢性病病史。其母亲有胃癌病史。

西医诊断：慢性萎缩性胃炎伴肠化。

中医诊断：胃痞病（湿热内蕴证）。

治法：化浊解毒。

处方：百合 12g，乌药 12g，当归 9g，川芎 9g，白芍 30g，麸炒白术 6g，三七粉 6g，白花蛇舌草 15g，半枝莲 15g，黄连 12g，茵陈 15g，苦参 12g，鸡骨草 15g，蛇莓 12g，藤梨根 12g，藿香 12g，冬凌草 12g，水蛭 9g，土鳖虫 9g，炒莱菔子 15g。中药 14 剂，每日 1 剂，早晚分服，早饭前半小时，晚睡前 1 小时，200mL 开水冲服。

二诊（2022 年 5 月 19 日）：患者诉偶有胃脘部隐痛，大便每日 1～2 行，质可，纳可，寐好转，舌暗，苔薄黄腻，脉弦细。李教授根据患者现有症状，调方如下：延胡索 15g，白芷 15g，砂仁 9g，五灵脂 15g，百合 12g，乌药 12g，当归 9g，川芎 9g，白芍 30g，麸炒白术 6g，三七粉 6g，茵陈 12g，黄连 12g，蛇莓 12g，藤梨根 12g，藿香 12g，冬凌草 12g，水蛭 9g，土鳖虫 9g，炒莱菔子 15g。21 剂，每日 1 剂，服药法同前。

三诊（2022 年 6 月 9 日）：药后胃脘部隐痛消失，大便可，每日 1 行，纳可，寐安，舌暗，苔薄黄腻，脉弦。拟方：柴胡 15g，青皮 15g，香附 15g，紫苏梗 15g，百合 12g，乌药 12g，当归 9g，川芎 9g，白芍 30g，麸炒白术 6g，三七粉 6g，山甲珠 6g，茵陈 12g，黄连 12g，蛇莓 12g，藤梨根 12g，藿香 12g，冬凌草 12g，水蛭 9g，土鳖虫 9g，炒莱菔子 15g。14 剂，每日 1 剂，服药法同前。

四诊（2022 年 6 月 23 日）：患者未诉明显不适，纳寐可，舌暗，苔薄黄腻，脉弦滑。李教授结合患者病史，调整处方如下：百合 12g，乌药 12g，当归 9g，川芎 9g，白芍 30g，麸炒白术 6g，三七粉 6g，白花蛇舌草 15g，半枝莲 15g，黄连 12g，茵陈 15g，苦参 12g，鸡骨草 15g，山甲珠 6g，蛇莓 12g，藤梨根 12g，冬凌草 12g，水蛭 9g，土鳖虫 9g，香附 12g，鸡内金 12g，炒莱菔子 12g。14 剂，每日 1 剂，服药法同前。

按：慢性萎缩性胃炎属于中医学的"胃脘痛""胃痞病""吐酸病"等范畴。其病因病机变化较为复杂，饮食失调、劳倦内伤、情志不遂等诸多因素，损及脾土，致脾失健运，肝失疏泄，气机不利，脾胃升降失司，运化失调，水湿痰饮食积不化。因积成浊，积滞不消，郁久化热，蕴热生毒。热毒耗血伤阴，浊毒相并，致使气滞络阻，胃络壅滞，胃热阴伤，气不布津，血不养经，胃失濡养，日久则萎，故而发病。本患者以胃脘部不适为主症，属中医胃痞病范畴，结合患者舌脉，属湿热内蕴证，李教授以化浊解毒为治法。方中百合、乌药、白术、白芍健脾和胃。当归、川芎、三七粉行血活血。白花蛇舌草、半枝莲、蛇莓、藤梨根、鸡骨草等药物清热除湿。茵陈、黄连、苦参、冬凌草诸药合用，以清热燥湿、化浊解毒。藿香芳香化湿。病久入络，非虫类药物不能直达病所，故用水蛭、土鳖虫通经活络。莱菔子消食除胀。诸药合用，共奏清热利湿、化浊解毒之功效。二诊时患者胃脘部隐痛，故加入延胡索、白芷增强止痛之功效。三诊时患者胃脘部隐痛消失，加入柴胡、青皮、香附等理气之品，使气畅血行。四诊时患者无明显不适，舌苔黄腻，考虑仍有湿热，故加入白花蛇舌草、半枝莲等清热利湿之品。

病案 3

马某，女，35 岁。2022 年 5 月 16 日初诊。

主诉：进食后胃胀 12 天，加重伴恶心 10 天。

现病史：患者于 12 天前因进食油腻而胃脘胀满不适、乏力，未予特殊处理，10 天前自觉症状加重伴恶心，就诊于我院脾胃病科，行电子胃镜检查示慢性非萎缩性胃炎伴糜烂，病理示慢性萎缩性胃炎、小肠型肠上皮化生。经住院治疗后患者症状好转。刻下症：纳后胃胀，恶心，饥饿时烧心，寐一般，多梦，大便每日 1 行，不成形，舌红，苔薄黄腻，脉弦细滑。

西医诊断：慢性萎缩性胃炎伴肠化。

中医诊断：胃痞病（湿热中阻，浊毒内蕴证）。

治法：清热利湿，化浊解毒。

处方：百合 12g，乌药 12g，当归 9g，川芎 9g，白芍 30g，麸炒白术 6g，三七粉 2g，白花蛇舌草 15g，半枝莲 15g，黄连 12g，茵陈 15g，苦参 12g，鸡骨草 15g，藿香 12g，陈皮 9g，半夏 9g，竹茹 9g，厚朴 12g，枳实 15g，砂仁 15g，炒莱菔子 15g。3 剂，每日 1 剂，早晚分服。

二诊（2022 年 5 月 19 日）：患者胃胀、恶心减轻，大便 2 日 1 行，质黏。李教授根据患者现有症状，于原方中去藿香、厚朴、枳实、莱菔子，加旋覆花 12g，代赭石 20g，茯苓 12g，炒麦芽 15g，焦槟榔 15g。14 剂，每日 1 剂，早晚分服。后患者随症加减用药，自诉胃胀消失，病情平稳。

按：胃以降为顺，以通为用，喜润恶燥，慢性萎缩性胃炎发病病因复杂多样，古代医家多认为与寒邪犯胃、情志失调、饮食不节、脾胃虚弱、痰瘀互结等有关。《素问·太阴阳明论》记载："饮食不节，起居不时者……入五脏则䐜满闭塞。"胃为仓廪之官，受纳腐熟饮食，饮食不节易致脾胃损伤，发为本病。患者为中年女性，进食油腻，损伤脾胃，致使运化功能失调，气血运行失常，体内病理产物不能及时排出，致浊邪蕴积，气机郁结，脉络瘀滞，胶着不去，久而化热，热极生毒，致浊毒内阻中焦，影响气机升降，终至浊、毒互结致病，久之阻滞血络，故出现胃脘部胀满、恶心、烧心等症状。治疗时以化浊解毒为治疗大法。方中百合、乌药、白术健脾和胃。当归、川芎、三七粉行气活血。白花蛇舌草、半枝莲、苦参、鸡骨草等药物清热除湿。藿香芳香化湿。陈皮、半夏、竹茹枳实理气化痰、清胆和胃，取温胆汤之意。厚朴、砂仁合用增强理气之功效，莱菔子消食除胀。白芍养阴柔肝、缓中止痛。茵陈、黄连清热利湿、化浊解毒。诸药合用，共奏清热利湿、理气化痰、化浊解毒之功效。二诊时症状减轻，调整药物，加入旋覆花、代赭石以降逆化痰、益气和胃，增强降逆之功。加茯苓、炒麦芽、焦槟榔以健脾利湿而不伤正。诸药合用，疗效显著。

病案 4

于某，女，68 岁。2022 年 5 月 16 日初诊。

主诉：间断胃痛 1 年，加重 3 天。

现病史：患者于 1 年前无明显诱因出现胃痛，2021 年 6 月于北京某医院行电子胃镜检查示慢性萎缩性胃炎，病理示胃窦小弯腺体中度萎缩伴中度肠上皮化生，具体治疗不详。3 天前出现胃痛加重，就诊于门诊，行电子胃镜检查示慢性非萎缩性胃炎伴糜烂，病理示慢性萎缩性胃炎、小肠型肠上皮化生。刻下症：胃痛，胃胀，烧心，口中异味、口黏、口干苦，两胁肋胀痛，心慌，食少纳呆，寐欠安，易醒，醒后难眠，大便每日 1～2 次，时干时稀，质黏，舌红苔黄腻，脉弦细。

西医诊断：慢性萎缩性胃炎伴肠化。

中医诊断：胃脘痛（湿热中阻，浊毒内蕴证）。

治法：化浊解毒，清利湿热。

处方：百合 12g，乌药 12g，当归 9g，川芎 9g，白芍 30g，麸炒白术 6g，三七粉 6g，白花蛇舌草 15g，半枝莲 15g，黄连 12g，茵陈 15g，苦参 12g，鸡骨草 15g，山甲珠 3g，藿香 15g，木香 9g，檀香 9g，丹参 15g，延胡索 15g，白芷 15g，香附 15g，枳实 15g，海螵蛸 20g。14 剂，水煎服，每日 1 剂，早晚分服，每次 200mL，嘱疏情志，节饮食，不适随诊。

二诊（2022 年 5 月 23 日）：患者诉胃痛减轻，但仍自觉不适，大便次数偏多，余症同前，舌红苔根部黄腻，脉弦细。李教授根据患者症状，调整处方：百合 12g，乌药 12g，当归 9g，川芎 9g，白芍 30g，麸炒白术 6g，白花蛇舌草 15g，半枝莲 15g，黄连 12g，茵陈 15g，苦参 12g，鸡骨草 15g，扁豆 15g，石榴皮 15g，茯苓 15g，芡实 15g。21 剂，每日 1 剂，服药法同前。

三诊（2022 年 6 月 16 日）：患者诉胃痛、胃胀、烧心较前减轻，大便每日 1 行，质可，余症同前，舌红苔薄黄腻，脉弦细。患者症状较前好转，故在二诊方上加藿香 12g，木香 9g，大腹皮 15g，瓦楞子 15g，三七粉 6g。21 剂，每日 1 剂，服药法同前。

按：慢性萎缩性胃炎是指胃黏膜遭到反复损害后导致的黏膜固有腺体减少甚至消失的病变，伴或不伴肠上皮化生和假幽门腺化生。慢性萎缩性胃炎属于中医学的"胃脘痛""胃痞病""吐酸病"等范畴。《灵枢·邪气脏腑病形》云："胃病者，腹胀，胃脘当心而痛。"《外台秘要》中指出"足阳明为胃之经，气虚逆乘心而痛，其状腹胀归于心而痛甚，谓之胃心痛也"，此处"心痛"是指"胃脘痛"，古代关于九种心痛的论述，多数是指胃痛。浊毒既是慢性萎缩性胃炎伴肠上皮化生的致病因素，又是其病理产物，因此，化浊解毒是慢性萎缩性胃炎伴肠上皮化生治疗的关键因素。浊毒多由脾胃运化失司，水液代谢失常，聚湿生浊，迁延日久而成。本患者以胃脘部疼痛为主症，属"胃脘痛"范畴，结合患者的舌脉症状，辨证为湿热中阻，浊毒内蕴。患者情志不舒，气机郁滞，故方中用木香、檀香、香附等疏肝理气、行气之药，性味多辛、苦，性温而芳香，辛能行散，苦能疏泄，香能走窜，温能通行。浊毒之邪，其性黏滞，容易阻遏气机，使气机升降失常，因此，浊毒的祛除离不开气血运行的通畅。气滞则血瘀，丹参活血化瘀，百合、乌药、白术健脾和胃，当归、川芎行血活血，白花蛇舌草、半枝莲、鸡骨草等药物清热除湿，延胡索、白芷止痛，海螵蛸制酸。白芍缓中止痛，苦参、茵陈、黄连清热燥湿，藿香芳香化浊，木香、枳实理气降逆，山甲珠通经活络。诸药合用，使脾升健运，止痛安中。二诊时加入扁豆、茯苓健脾化湿，石榴皮、芡实止泻。三诊时患者症状减轻，加藿香芳香化湿，木香、大腹皮行气，瓦楞子制酸，三七粉活血化瘀。慢性萎缩性胃炎是一种多致病因素性疾病及癌前病变，其病机复杂，多虚实夹杂，症状变化多端，李教授在治疗该病时强调要辨清主症，既要以中医理论作为处方的指导方法，又要结合现代对该病的病理生理学的认识，进行针对性的处理。

病案 5

姚某，男，61 岁。2022 年 5 月 5 日初诊。

主诉：间断胃脘部嘈杂半年。

现病史：患者于半年前无明显诱因出现胃脘部嘈杂，2021 年 11 月于北京某医院行电子胃镜检查示慢性萎缩性胃炎伴糜烂，病理示胃窦小弯幽门腺黏膜组织呈中度萎缩伴中度肠上皮化生，具体治疗不详，症状时轻时重，今患者为求中药治疗来诊。刻下症：胃脘部嘈杂，口苦，气短，食少纳呆，寐欠安，多梦易醒，大便每日 1 行，质黏、不成形，夜尿频，舌红苔薄黄腻，脉沉弦细。

西医诊断：慢性萎缩性胃炎伴糜烂。

中医诊断：胃痞病（湿热中阻，浊毒内蕴证）。

治法：化浊解毒，清利湿热。

处方：百合 12g，乌药 12g，当归 9g，川芎 9g，白芍 30g，麸炒白术 6g，三七粉 6g，白花蛇舌草 15g，半枝莲 15g，黄连 12g，茵陈 15g，苦参 12g，鸡骨草 15g，山甲珠 6g，厚朴 12g，枳实 12g，蛇莓 12g，藤梨根 12g，冬凌草 12g，鸡内金 12g，茯苓 12g，炒莱菔子 15g。中药 14 剂，每日 1 剂，早晚分服，早饭前半小时，晚睡前 1 小时，200mL 开水冲服。

二诊（2022 年 5 月 23 日）：患者胃脘部嘈杂较前减轻，夜尿频次较前减少，但偶有恶心，矢气频。李教授根据患者现有症状，调整处方：百合 12g，乌药 12g，当归 9g，川芎 9g，白芍 30g，麸炒白术 6g，三七粉 6g，醋香附 15g，紫苏梗 15g，醋青皮 15g，北柴胡 15g，山甲珠 6g，厚朴 12g，枳实 12g，半夏 9g，陈皮 9g，竹茹 9g，藿香 12g，茯苓 12g，炒莱菔子 15g。21 剂，每日 1 剂，服药法同前。

三诊（2022年6月13日）：患者诉诸症减轻，无恶心，口苦减轻，矢气后得舒，寐好转，大便每日1行，舌红苔薄黄腻，脉沉细。李教授根据患者现有症状，调整处方，在二诊方基础上去竹茹、枳实，加大腹皮12g，砂仁12g。21剂，每日1剂，服药法同前。

按：李佃贵教授首创"浊毒学说"，认为慢性萎缩性胃炎伴肠化生浊毒贯穿疾病始终，应从浊毒论治。李教授认为，浊毒为人体病理产物之一，又是一种致病因素。本病从病位看则不同程度地涉及脾、胃、肝、胆，但主要在脾胃。从病变性质看，疾病初期标实为主，浊毒内蕴，气滞阻络，胃失和降；后期虚实相兼，津液阴血耗伤，胃失濡养。故李教授强调，不论何种因素的影响，临床必须具体分析，于错综复杂病机中把握重点，详审致病诸因而施治。患者以胃脘部嘈杂不适为主症，故诊为胃痞病。患者饮食不节、情志不畅，损脾碍胃，致脾失健运，胃失和降。脾主运化水湿，脾运化失职，水湿不化，日久蕴生湿热，湿热阻滞中焦，胃气壅滞，阻于胃络，症见胃脘部嘈杂；津不上承，湿热内蕴则口苦，结合舌脉，故辨证为湿热中阻，浊毒内蕴。本患者病位在胃，与脾相关，病性属虚实夹杂。方中百合、乌药、白术健脾和胃，当归、川芎、三七粉行血活血，改善胃黏膜局部血液循环；白花蛇舌草、半枝莲、藤梨根、鸡骨草等药物清热除湿，厚朴、枳实增强理气之功效，鸡内金、莱菔子消食除胀。二诊时患者症状减轻，但偶有恶心，矢气较频，此为气机升降失常，故加入香附、紫苏梗、青皮、柴胡增强理气降气之功效；陈皮、半夏、竹茹理气化痰，降逆止呕。三诊时患者药后诸症减轻，无恶心，故去枳实、竹茹，加砂仁、大腹皮行气健脾，标本兼治，效如桴鼓。

病案6

李某，女，45岁。2019年2月5日初诊。

主诉：间断性胃脘胀满8年余，加重伴两胁胀痛1周。

现病史：患者于8年前情绪激动后出现胃脘胀满，曾就诊于当地门诊，间断口服中药汤剂治疗，症状时缓时重。1周前患者生气后出现胃脘胀满加重，连及两胁。现患者胃脘胀满，两胁胀痛，口干口苦，头晕头胀，胸闷气短，嗳气，心烦，周身乏力，纳可，寐一般，不易入睡，大便可，每日行1～2次，小便可。舌质暗红，苔黄腻，脉滑弦。

辅助检查：2018年2月10日行电子胃镜检查示慢性萎缩性胃炎伴糜烂，病理示黏膜中度慢性炎症、黏膜糜烂。

西医诊断：慢性萎缩性胃炎。

中医诊断：胃痞病（肝胃不和证）。

治法：疏肝理气，和胃消痞。

处方：柴胡12g，清半夏9g，生黄芩12g，黄连12g，木香9g，郁金15g，炒鸡内金15g，麸炒枳壳12g，川芎9g，生白芍15g，当归20g，醋山甲6g，枳实12g，白术12g，茯苓12g，党参12g，醋延胡索12g，炙甘草9g，生姜6g，大枣9g。14剂，每日1剂，文火煎煮2次，早、晚饭前半小时温服。

二诊（2019年2月19日）：患者服药后胃脘部胀满、两胁肋憋胀的症状稍缓解，夜寐欠安。舌质暗红，苔黄薄腻，脉象滑弦。上方加半枝莲15g清热解毒。30剂，每日1剂，文火煎煮2次，早晚饭前半小时温服。

三诊（2019年3月19日）：患者服药后胃脘部胀满不适、两胁肋憋胀症状明显减轻，口干口苦、头晕头胀、胸闷气短等症状均缓解，睡眠好转。舌质红，苔薄腻，脉象滑弦。加合欢花12g，远志12g以安神改善睡眠。之后辨证加减继服3个月，后改为口服茵连和胃颗粒巩固治疗，随访半年无复发。

按：痞满是临床上常见的疾病，也是胃病患者就诊的主要症状之一。本案是由情志不畅所致，以胃脘胀满，伴两胁疼痛为主症，病属胃痞，辨证为肝胃不和，治以疏肝解郁、和胃消痞。肝主疏泄，调情志，畅气机，促进脾胃运化。《景岳全书》言"怒气伤肝，肝气未平而痞"，指出肝气疏泄失常，影响脾胃的运化与和降。患者因工作压力大，脾气急躁易怒，并逐渐出现口干口苦、善太息等症状。气机郁滞则胃胀、两胁肋疼痛、胸闷、气短、善太息。叶天士言："初病在经，久病入络，以经主气，络主血，可知其治气治血之当然也，凡气机久阻，血亦应病。"方中予柴胡、黄芩、黄连清热化湿，疏调脾胃气滞。木香疏肝理气。枳壳行气降逆宽中，使木疏则土达；白芍行气活血，柔肝止痛。清半夏善化痰湿，降逆和胃。枳实降胃浊，白术健脾气，共调脾胃升降气机。党参健脾益气，生姜、大枣补益脾胃，茯苓健脾祛湿，给邪以出路。郁金、川芎、延胡索行气活血。醋山甲活血散结。当归补血活血。炒鸡内金消食和胃，以助胃之受纳。炙甘草调和诸药。上药相合，共奏疏肝理气、健脾化湿和胃之功。此病虽为慢性萎缩性胃炎，但是肝胃同居中焦，只有肝的疏泄功能正常，胃才能充分发挥其降浊、受纳和腐熟之功效。

病案 7

张某，女，56 岁。2017 年 9 月 5 日初诊。

主诉：间断胃脘胀痛 1 年，加重 7 天。

现病史：患者于 1 年前与人争吵后因出现胃脘胀痛，未予特殊治疗。7 天前胃脘胀痛加重，伴嗳气，烧心，反酸，恶心。现主症：胃脘胀痛，伴嗳气，烧心，反酸，恶心，纳食不佳，夜寐一般，大便黏腻不爽，每日 1 次，小便正常。舌红苔黄腻，脉弦滑数。

辅助检查：2016 年 5 月行电子胃镜检查示食管斑片状病变、慢性萎缩性胃炎伴糜烂，病理示黏膜中度慢性炎症。

西医诊断：慢性萎缩性胃炎。

中医诊断：胃脘痛（浊毒内蕴证）。

治法：化浊解毒，疏肝理脾。

处方：厚朴 12g，清半夏 9g，柴胡 12g，黄芩 12g，黄连 9g，炒白术 15g，茯苓 15g，党参 12g，郁金 15g，炒鸡内金 15g，炙甘草 6g，生姜 3g，大枣 5g，败酱草 15g，旋覆花 15g，合欢皮 15g，远志 12g。14 剂，每日 1 剂，文火煎煮 2 次，早晚饭前半小时温服。

二诊（2017 年 9 月 19 日）：患者服药后胃脘胀痛稍缓解，仍有嗳气、烧心、反酸，大便每日 1～3 次，不成形。舌红苔黄腻，脉弦滑数。上方加牡蛎 20g，浙贝母 12g，木香 9g，醋香附 12g。14 剂，每日 1 剂，文火煎煮 2 次，早晚饭前半小时温服。

三诊（2017 年 10 月 8 日）：患者服药后胃脘胀痛症状消失，偶有嗳气、烧心、反酸，大便每日 2～3 次，不成形。舌红苔黄腻，脉弦滑数。木香改为 6g，加葛根 12g 以调畅气机，气运得畅。前方辨证加减继服 3 个月，后改为口服茵连和胃颗粒巩固治疗，随访半年无复发。

按：胃脘痛是指以上腹胃脘部近心窝处疼痛为主症的病证，最早记载于《素问·六元正纪大论》，曰"木郁发之，民病胃脘当心而痛"。该患者因情志刺激，肝气郁滞，木盛克伐中土，致脾运失健，胃降失和，气机壅滞胃腑，清阳不升，湿浊停聚，日久化热，久积成毒，灼伤胃阴，瘀阻胃络，胃失濡养，致黏膜、腺体萎缩，随之并发肠上皮化生。湿浊阻滞，热毒内蕴，中焦气机不畅，"不通则痛"，故见胃脘胀满、疼痛、纳呆等症；肝气横逆犯胃，通降失职，故见嗳气、反酸、烧心等症；"胃不和则卧不安"，故见夜寐欠安；热毒耗伤阴液，湿热下注大肠，故见大便黏腻不爽；舌质红，苔黄腻，脉弦滑数，均为浊毒内蕴日久之象。治疗中以化浊与解毒并重，辅以疏肝健脾之法。方中黄芩、黄连、败酱草清热燥湿、化浊解毒，使湿热去、浊毒清；半夏化痰泄浊、理气和胃；白术、党参、茯苓健脾化湿，调顺气机；厚朴，苦能燥浊，辛能行气；合欢皮、远志解郁除烦安眠；鸡内金开胃消食，增强食欲；生姜、大枣健脾益胃，炙甘草调和药性。全方共奏药力，使浊化毒清，诸症自愈。

医案 8

林某，男，65 岁。2017 年 6 月 25 日初诊。

主诉：间断胃脘胀满不适 10 年余，加重 5 天。

现病史：5 天前患者因饮食不当出现胃脘部胀满症状加重。现主症：胃脘胀满，时有疼痛，无明显规律性，烧心、反酸，口干口苦，纳食不佳，夜寐差，睡眠浅，易醒，大便质可，每日 1 行，小便调。舌红苔黄腻，脉象滑数。

辅助检查：2016 年查电子胃镜示慢性萎缩性胃炎、反流性食管炎、食管结节、食管白斑。

西医诊断：慢性萎缩性胃炎。

中医诊断：胃痞病（浊毒内蕴证）。

治法：化浊解毒，和胃消痞。

处方：百合 12g，乌药 12g，当归 9g，白芍 30g，川芎 9g，炒白术 9g，茯苓 15g，炒鸡内金 15g，紫豆蔻 12g，三七粉 4g，白花蛇舌草 15g，半枝莲 15g，半边莲 15g，茵陈 15g，黄连 12g，黄芩 12g，苦参 12g，板蓝根 15g，绞股蓝 12g，鸡骨草 15g，广藿香 15g，佩兰 15g，瓦楞子 20g（先煎），全蝎 9g，烫水蛭 9g，滑石粉 30g（包煎），厚朴 15g，醋延胡索 15g，炒枳实 15g，砂仁 15g（打碎后下），海螵蛸 25g（打碎先煎）。14 剂，每日 1 剂，文火煎煮 2 次，早晚饭前半小时温服。

二诊（2017 年 7 月 9 日）：患者胃脘胀满症状减轻，夜寐一般，偶有口干口苦，舌红、苔黄腻，脉象滑数。去滑石粉、瓦楞子，加合欢皮 15g，远志 9g，清半夏 9g，祛痰安神。14 剂，每日 1 剂，文火煎煮 2 次，早晚饭前半小时温服。

三诊（2017 年 7 月 18 日）：患者胃脘胀满症状消失，口干口苦明显缓解，睡眠好转。舌红，苔薄黄腻，脉滑数。前方去合欢皮，加炒酸枣仁 15g 以安神助眠。前方辨证加减继服 3 个月，后改为口服茵连和胃颗粒巩固治疗，随访半年无复发。

按：胃主受纳、腐熟，以降为顺，脾主运化，以升为健。若饮食不节，损伤脾胃，胃失受纳，脾失运化，日久水湿不化，湿浊中阻，郁而不解，蕴积成热，酿生热毒，从而成为浊毒内蕴。故治以化浊解毒为大法，并注重和胃降逆之法。方中黄连、黄芩、板蓝根、苦参、茵陈等清热燥湿，泻火存阴；半枝莲、半边莲、白花蛇舌草、绞股蓝、鸡骨草等清热解毒，现代药理研究认为白花蛇舌草、绞股蓝、半边莲、半枝莲等能提高机体非特异性免疫力，多具有抗肠化的作用；全蝎、水蛭等虫类药物使壅滞的浊毒之邪随气血流动而消散于无形；藿香、佩兰、砂仁、豆蔻、滑石粉等芳香运脾、化湿祛浊、理气和胃，脾升胃降功能有序运转，气机升降出入正常，湿浊得化；当归、川芎、醋延胡索、三七粉补血、活血、化瘀止痛，改善胃中血运；白芍梳理气机；乌药行气止痛，其入肺而宣通，入脾而宽中；茯苓、白术取四君子汤之意，益气健脾；百合益脾气、助睡眠，《神农本草经》中记载其味甘、性平，主邪气腹胀，心痛，利大小便，补益中气；厚朴、枳实共调脾胃升降，降逆除满；瓦楞子、海螵蛸制酸止痛；酌加鸡内金，既能健脾消食和胃，又能够减轻虫类药物之腥气。诸药联用，共奏化浊解毒之功，使患者病情明显好转。

医案 9

王某，男，52 岁。2018 年 9 月 7 日初诊。

主诉：间断胃脘胀满 5 年，加重 7 天。

现病史：7 天前患者饮食不规律后出现胃脘胀满加重。现主症：胃脘胀满，食后较重，偶有烧心、反酸，时有胃痛，口干口苦，嗳气，纳食可，夜寐差，易醒，醒后不易入睡，大便质干，每日 1 次，小便可。舌暗红，苔薄黄腻，脉弦滑。

辅助检查：2017 年查电子胃镜示食管斑片状病变、慢性萎缩性胃炎伴糜烂，胃镜病理示胃黏膜中度慢性炎症。

西医诊断：慢性萎缩性胃炎。

中医诊断：胃痞病（浊毒内蕴证）。

治法：化浊解毒，理气除胀。

处方：石菖蒲 20g，郁金 12g，百合 20g，乌药 12g，柴胡 9g，黄芩 12g，蒲公英 20g，木香 9g，香橼 15g，炒枳实 15g，茯苓 15g，茵陈 12g，炒鸡内金 15g，醋延胡索 15g，三七粉 4g，当归 12g，川芎 9g，厚朴 12g，冬凌草 20g，白花蛇舌草 15g，合欢皮 20g，砂仁 10g。14 剂，每日 1 剂，文火煎煮 2 次，早晚饭前半小时温服。

二诊（2018 年 9 月 23 日）：患者服药后胃脘胀满症状稍缓解，偶有烧心反酸、口干口苦，夜寐欠安，大便偏干，舌暗红，苔薄黄腻，脉弦滑。上方加半枝莲 15g，半边莲 15g，黄连 12g，全蝎 9g，蜈蚣 2 条，远志 9g，化浊解毒，安神以调整睡眠。14 剂，每日 1 剂，文火煎煮 2 次，早晚饭前半小时温服。

三诊（2018 年 10 月 8 日）：患者服药后胃胀、胃痛症状明显减轻，烧心反酸、口干口苦症状缓解，睡眠好转，二便调。舌暗红，苔薄黄腻，脉弦滑。上方加炒酸枣仁 15g，清半夏 9g，化痰祛浊，调整睡眠情况。前方辨证加减继服 3 个月，后改为口服茵连和胃颗粒巩固治疗，随访半年无复发。

按：胃痞病是指心下痞塞，胸膈满闷，触之无形，按之不痛，望无胀大，得食则胀，嗳气则舒。其发病与饮食不节、情志失调等有关。该患者乃因饮食无度，伤及脾胃，水湿内停，聚而成浊，阻滞中焦，郁结日久，化生热毒，形成浊毒，终致本病发生并进一步加重。饮食不节，脾胃受损，清气不升，浊气不降，气机郁滞中焦，故见胃脘胀满，食后加重；湿浊停聚，郁结难解，乃生热毒，下注大肠，灼伤津液，故见大便干；病情反复发作，缠绵难愈，致肝失疏泄，胆失通降，逆犯胃土，故见反酸、烧心、口干、口苦等症；脾胃功能失调则心神不能平静，故可见夜寐差，易醒，醒后不易入睡；舌暗红，苔薄黄腻，脉弦滑，均为浊毒久蕴所致。治疗以化浊解毒为大法，辅以理气除胀之法。方中黄芩、蒲公英、茵陈清热利湿、解毒。冬凌草、白花蛇舌草为化浊解毒之品，用以"解毒抗炎""以毒攻毒"，重点放在抗肠化及防止其进一步发展上。木香、香橼、枳实、柴胡疏肝理气，调畅气机。厚朴除胀消痞。砂仁醒脾调胃，以宽中消食下气，增强鸡内金健胃消食之功。久病入络，故加三七粉、当归养血、活血。川芎、延胡索行血、活血，改善胃周血液循环。乌药行气止痛，其入肺而宣通，入脾而宽中。石菖蒲、郁金清解中焦湿热。茯苓健脾利湿。合欢皮、百合解郁安神。全方共奏化浊解毒、理气除胀之功。

第三节　结肠炎

溃疡性结肠炎

病案 1

李某，男，30 岁。2020 年 3 月 2 日初诊。

主诉：腹泻、黏液脓血便 1 年，加重 1 个月余。

病史：患者 2019 年 4 月无明显诱因出现腹泻、黏液脓血便。现病史：2019 年 4 月于河北省某医院行电子结肠镜检查，诊断为溃疡性结肠炎，后接受灌肠、氨基水杨酸制剂及中药治疗（具体用药不详），症状时重时轻。患者 1 个月前症状加重，现为求中药治疗来诊。否认既往有其他慢性病病史。

现主症：便黏液脓血，每日 5 ～ 6 次，便前后小腹胀痛，里急后重，便时肛门有下坠感，伴有隐痛，时有嗳气伴反酸、烧心，剑突下按之钝痛，无发热，纳寐可，舌质暗红，苔薄黄，脉弦细滑。

西医诊断：溃疡性结肠炎。

中医诊断：泄泻（脾胃气虚，浊毒内蕴证）。

治法：益气健脾，化浊解毒。

处方：百合 12g，乌药 12g，当归 9g，川芎 9g，白芍 30g，麸炒白术 6g，三七粉 2g，茵陈 12g，黄连 15g，白花蛇舌草 15g，白头翁 12g，秦皮 15g，木香 12g，葛根 15g，海螵蛸 20g。中药 14 剂，每日 1 剂，早晚分服，早饭前半小时，晚睡前 1 小时，200mL 开水冲服。

二诊（2020 年 3 月 15 日）：患者自述服药期间，大便由每日 5 ～ 6 次减少到 4 ～ 5 次，脓血黏液明显减少，便前后小腹胀痛减轻，便时肛门下坠感缓解，偶有反酸、烧心，无发热，纳寐可，舌质暗红，苔薄黄，脉弦细滑。李教授根据患者现有症状，调方如下：白花蛇舌草15g，半枝莲15g，黄连15g，茵陈15g，苦参12g，鸡骨草15g，当归15g，白芍12g，茯苓12g，白头翁9g，地榆15g，半夏9g，海螵蛸20g，秦皮15g，木香9g，葛根15g。随访1个月，患者症状未见加重。

按：溃疡性结肠炎是一种慢性非特异性肠道炎症性病变，临床上主要表现为反复发作的腹痛、腹泻、黏液脓血便、里急后重，部分患者可伴有全身及肠外表现。因其具有起病急骤、并发症多、难以根治等特点而成为消化系统的疑难病种。其发病率逐年上升，难以治愈，易反复发作，统计发现约20%慢性溃疡性结肠炎患者有通过炎症—增生—发展成结直肠癌的风险。此患者为中年男性，生活节奏比较快，饮食不规律、不节制，容易造成脾的运化功能失调，导致脾气亏虚，脾胃升降失宜，运化失司，水湿内生，壅塞肠间，湿聚成浊，郁热内生，热极成毒，两者交融，久羁大肠，形成浊毒内蕴之势。浊毒阻滞气机，不通则痛则见腹痛，湿浊下注大肠，传导功能失司，而致泄泻。本方中白术醒脾益气，百合、乌药、川芎养肝和胃。白头翁、黄连、葛根、茵陈、白花蛇舌草荡涤胃肠湿热，凉血止痢，化浊解毒，缓解肠道症状。当归、白芍、三七粉活血养血，敛疮护膜。木香调理气机。秦皮、海螵蛸皆有收涩止泻功效。诸药合用，共奏益气健脾、化浊解毒之功。嘱患者在生活上应防止外感，适当运动，调畅情志。

病案2

张某，男，35岁。2017年2月23日初诊。

主诉：间断性腹泻、黏液脓血便1年，加重1个月余。

现病史：患者2017年1月无明显诱因出现腹泻、黏液脓血便。当月于当地医院诊断为溃疡性结肠炎，后服用美沙拉嗪等药物治疗（具体用药不详），症状时重时轻。患者1个月前因受凉后症状加重，现患者为求中药治疗来诊。现主症：腹胀痛，腹泻，大便溏泄，便黏液脓血、每日4～5次，精神欠佳，纳差，寐差，乏力，面色萎黄，舌质紫暗，苔黄腻，脉滑数。

西医诊断：溃疡性结肠炎。

中医诊断：泄泻（浊毒内蕴，气滞肠腑证）。

治法：化浊解毒，调气行血。

处方：白头翁 15g，秦皮 15g，藿香 15g，黄芩 15g，葛根 15g，苦参 12g，地榆 12g，槟榔 12g，黄连 9g，当归 9g，薏苡仁 20g，白芍 12g，广木香 12g，酒大黄 3g。30 剂，每日 1 剂，早晚分服，早饭前半小时，晚睡前 1 小时，200mL 开水冲服。

二诊（2017 年 3 月 20 日）：患者自述服药期间，大便由每日 4～5 次减少到 2～3 次，脓血黏液明显减少，大便成形，自觉有气在腹部窜动，余症如前，舌质紫暗、苔黄腻，脉弦滑。李教授根据患者现有症状，调整处方：百合 12g，乌药 12g，当归 9g，川芎 9g，白芍 30g，麸炒白术 6g，三七粉 2g，白花蛇舌草 15g，半枝莲 15g，黄连 15g，茵陈 15g，苦参 12g，鸡骨草 15g，木香 9g，白头翁 15g，白及 12g，诃子 12g，藿香 12g，仙鹤草 12g，地榆 12g，血余炭 12g，葛根 12g，石榴皮 12g。随访 1 个月，患者症状未见加重。

按：溃疡性结肠炎的病因和发病机制复杂，涉及免疫学、内分泌学、遗传学及环境、精神等诸多因素。中医药治疗溃疡性结肠炎通过辨证与辨病相结合，在改善临床症状、减少疾病复发、提高临床治愈率等方面具有明显的优势。《类证治裁·痢症》认为："症由胃腑湿蒸热壅，致气血凝结，夹糟粕积滞，进入大小肠，倾刮脂液，化脓血下注。"治疗上当根据其本虚标实的根本病机，在急性期采取"急则治其标"的原则，首先运用具有止泻、止痛作用的方药缓解症状；当症状基本缓解后，根据"缓则治其本"的原则，针对脾肾亏虚的根本原因，采取益气健脾、培元固本的方法，以达到最佳的治疗效果。患者为中年男性，饮食失节，情志不畅，导致脾胃升降失司，湿浊内阻，久生浊毒。浊毒内蕴，阻碍气机，致水谷不化，清浊不分，故大便溏泄，浊毒阻碍血脉故舌紫，而肠道内呈溃疡改变。湿热下注，故肛门灼热，大便带有黏液、脓血。浊毒循道上蒸，故舌苔黄腻。方中白头翁、秦皮清热燥湿，藿香芳香化浊，黄芩、黄连、地榆清热解毒，葛根、苦参升阳止泻，槟榔理气消滞，当归、薏苡仁、白芍健脾理气止痛，广木香调中导滞，酒大黄活血散结。溃疡性结肠炎的发病与饮食、情志等密切相关，因此需要加强饮食、情志等方面的护理，增强人体免疫力。只有从整体和局部辩证的角度开展对溃疡性结肠炎的病因病机及治疗的远期疗效研究，才能更好地发挥中医药特色优势，进一步提高中医药治疗溃疡性结肠炎的疗效。

第四节 恶性肿瘤

一、食管癌

赵某，男，49 岁。2020 年 12 月 17 日初诊。

主诉：吞咽困难 7 个月余。

现病史：患者缘于 7 个月前无明显诱因出现进食哽噎，偶伴有呕吐，遂于北京某医院查电子胃镜示（食管胃结合部）中分化腺癌，行放疗，现为求中医药治疗而来我院就诊。现主症：放疗后仍进食哽噎，胸骨后疼痛，胃痛，恶心，周身乏力，口干，纳差，寐差，大便每日行 1～2 次，大便黏腻，小便调。舌红，苔根部黄腻，脉弦滑。

西医诊断：食管恶性肿瘤。

中医诊断：食管癌（脾胃不和，浊毒内蕴证）。

治法：理气和胃，化浊解毒。

处方：炒白芍 30g，当归 9g，百合 12g，乌药 12g，川芎 9g，炒白术 6g，茯苓 15g，炒鸡内金 15g，紫豆蔻 12g，三七粉 2g，半枝莲 15g，半边莲 15g，茵陈 15g，黄连 12g，黄芩 12g，白花蛇舌草 15g，苦参 12g，板蓝根 15g，绞股蓝 12g，鸡骨草 15g，太子参 12g，黄芪 20g，藤梨根 9g，蛇莓 12g，冬凌草 12g，白英 12g，水蛭 9g，土鳖虫 9g，蜈蚣 3g。14 剂，水煎服，每日 1 剂，分早、晚两次温服。

二诊（2021 年 1 月 1 日）：现诉仍进食哽噎，胸骨后疼痛，胃痛减轻，胃胀、恶心、乏力均有所减轻，口干，纳差，寐差，大便每日行 1～2 次，大便成形，小便调。舌红，苔根部黄腻，脉弦滑。原方加余甘子 9g，红曲 9g，瓜蒌 12g。继服 30 剂，水煎服，每日 1 剂，分早、晚两次温服。

三诊（2021 年 2 月 1 日）：进食哽噎好转，胸骨后疼痛缓解，胃痛、胃胀、恶心诸症减轻，全身乏力减轻，纳一般，寐尚可，大便每日行 1～2 次，大便质可，小便调。舌红，苔根部薄黄腻，脉弦滑。上方黄芪加至 30g。

按：此例患者初诊时已为食管癌放疗后，其放疗毒副作用已经显现，主要表现为乏力、纳差、恶心欲呕等。李教授认为化疗后正气亏虚，脾胃功能受损，气血生化无源。方中炒白芍、百合滋阴养胃，黄芪、太子参、白术、茯苓等健脾益气，川芎、三七、当归养血活血，白花蛇舌草、半边莲、半枝莲、白英、冬凌草、藤梨根、蛇莓等以化浊解毒；虫类药则为血肉有情之品，性猛力专，可入里入络，搜剔疏拔，直捣病所，用虫类药可松透病根。二诊时，患者乏力缓解，加用红曲、余甘子健脾消食以扶助正气；瓜蒌宽胸散结，缓解胸骨后疼痛。李教授辨病辨证相结合，标本兼治，一方面化浊解毒以祛邪，另一方面疏肝健脾，扶助正气，攻补兼施，驱使邪气外出，调整机体整体状态，阴阳平衡。三诊患者诸症好转，加大黄芪剂量助脾胃气血运化，以防发生正虚邪恋等证。

二、胃癌

病案 1

高某，女，39 岁。2022 年 5 月 5 日初诊。

主诉：胃胀 1 年余，加重 6 天。

现病史：患者于 1 年前无明显诱因出现胃胀，食后加重，2021 年 12 月于河北省某医院就诊，诊断为胃癌（未见报告），并行胃体部分切除（具体术式不详）。后患者定期复查，并先后化疗 8 次，且口服药物治疗（具体用药不详）。6 天前患者因饮食不慎出现胃胀加重，为求进一步诊疗，遂来我院就诊。现主症：胃胀无胃痛，两胁胀痛，无反酸、烧心，无嗳气，纳可，大便每日行 1 次，寐差易醒，舌红，苔薄黄，脉数弦细。

西医诊断：胃癌术后。

中医诊断：胃癌病（肝郁气滞，浊毒内蕴证）。

治法：疏肝解郁，理气和胃，化浊解毒。

处方：半枝莲 15g，白花蛇舌草 15g，鸡骨草 15g，茵陈 15g，黄连 15g，苦参 15g，厚朴 12g，枳实 12g，香附 12g，紫苏梗 12g，柴胡 12g，郁金 12g，广木香 9g，炒莱菔子 15g，百合 15g，乌药 9g，当归 12g，川芎 9g，白芍 30g，白术 9g，三七粉 2g。14 剂，每日 1 剂，水煎服取汁 400mL，早晚分服。

二诊（2022 年 5 月 26 日）：患者胃胀减轻，食欲增加，偶有口干、口渴，寐一般，大便每日行 1 ～ 2 次，质黏，舌淡红，苔薄黄，脉弦滑。在上方基础上加炒酸枣仁 15g，焦槟榔 15g。14 剂，每日 1 剂，水煎服取汁 400mL，早晚分服。

三诊（2022 年 6 月 9 日）：患者无明显胃胀，食欲增加，口干、口渴减轻，睡眠好转，大便每日行 1～2 次，质稍黏，小便正常，舌淡红苔薄黄。在二诊方基础上加远志 9g，三七粉改为 6g。14 剂，每日 1 剂，水煎服取汁 400mL，早晚分服。

按：本病非一日形成，"炎—癌"转化的时间，也是"湿""滞""痰""瘀"等混杂形成"浊毒"的阶段。李教授认为浊毒贯穿于本病的始末，故化浊解毒法为本病治疗总则，其中有除湿、清热、化痰、理气、活血、解毒，这与浊毒多方面致病的特点相符合。同时也要注意和胃之法，因浊毒内壅，胃络阻滞，胃失和降，日久则阴血耗伤，终成虚实夹杂之候。徒化浊则毒热愈盛，徒解毒则浊邪胶固不解。正如《丹溪心法》所言："痰夹瘀血，遂成窠囊。"化浊解毒使浊化毒除，从而气行血畅，痰消火散，积除郁解，恢复脾升胃降之特性，脾气上升，胃之津液得下，胃气和调，胃得津液阴血润养，胃癌术后的胃部损伤可缓慢恢复。清热解毒法使热邪去而毒邪清，选用白花蛇舌草、半枝莲、鸡骨草，现代临床研究证明三者有较强的抗肿瘤作用。选用茵陈、黄连、苦参以清热燥湿，清热燥湿以泻火存阴，湿热为化生浊毒之源，湿热除则浊毒减。理气消滞以行气降浊，选用枳实、厚朴、炒莱菔子消积导滞，消有形之"积滞"。以柴胡、紫苏梗、香附、郁金、木香宽中理气，疏肝解郁，消无形之"气滞"。香附理气畅中，养血和血；紫苏梗辛温解表，温中行气。《本草经解》说："其（梗）本乎地者亲下，下气尤速。"柴胡始载于《神农本草经》，列为上品，具有疏肝解郁、升举阳气之功效。百合、乌药同用首见于百合乌药散，有健脾和胃、行气止痛之功效。此外，当归、川芎、白芍养阴血以柔肝而致胃和，以防肝气犯胃。《血证论·脏腑病机论》曰："木之性主于疏泄，食气入胃，全赖肝木之气以疏泄之，而水谷乃化。设肝之清阳不升，则不能疏泄水谷，渗泻中满之证，在所不免。"说明疏肝理气之重要。三七粉活血化瘀生新，增强黏膜血流量，改善微循环增强细胞免疫功能。二诊时患者食欲增加，后在基础方上加入焦槟榔，以助消积化食。本病容易迁延反复，虚实夹杂，寒热相错，治疗上温清并用。辛药多热，苦药多寒，辛热药与苦寒药配伍结合，通泄降浊，清热而不患寒，散寒而不忧热，从而平衡阴阳，开结消痞。《丹溪心法》言："凡火盛者，不可骤用凉药，必兼温散。"认为火热盛，但寒凉药物不可过用，必辅以温散之品。辛温化湿，甘温调和，苦温坚气，意在恢复强壮脏腑组织的功能。全方共奏药力，终使浊毒化解。

病案 2

徐某，男，38 岁。2019 年 1 月 28 日初诊。

主诉：间断胃脘胀满 5 个月余。

现病史：患者于 5 个月前无明显诱因出现胃脘胀满，腹部不适，当时未予重视治疗。2018 年 10 月 2 日于邢台某医院查电子胃镜示胃体、胃角、胃窦癌，慢性胃炎，病理示胃体腺癌，于河北某医院行化疗，现为求中医药治疗就诊于我院门诊。现主症：饮食不慎或活动时胃胀，夜间尤甚，口苦，嗳气，纳差，寐差，易醒，大便每日行 1 次，排便不畅，头干尾溏，舌暗红，苔黄腻，脉弦细滑。

西医诊断：胃恶性肿瘤。

中医诊断：胃痞病（肝胃不和，浊毒内蕴证）。

治法：养肝和胃，化浊解毒。

处方：白芍 30g，当归 9g，百合 12g，乌药 12g，川芎 9g，炒白术 6g，茯苓 15g，炒鸡内金 15g，紫豆蔻 12g，三七粉 2g，半枝莲 15g，半边莲 15g，茵陈 15g，黄连 12g，黄芩 12g，白花蛇舌草 15g，苦参 12g，板蓝根 15g，绞股蓝 12g，鸡骨草 15g，红曲 12g，厚朴 12g，枳实 12g，半夏 9g，藤梨根 12g，蛇莓 12g，焦山楂 10g，焦麦芽 10g，焦神曲 10g，海螵蛸 15g，全蝎 9g，蜈蚣 3g，藿香 12g，香附 12g，紫苏梗 12g，陈皮 9g，炒莱菔子 12g。21 剂，水煎服，每日 1 剂，分早、晚两次温服。

二诊（2019 年 2 月 18 日）：诉进食后胃胀，偶下午恶心欲吐，口苦，嗳气缓解，乏力，纳增，寐一般，易醒，大便每日 1 行，成形质稀，舌暗红苔薄黄腻，脉弦细滑。在原方基础上去莱菔子，加瓜蒌 12g，黄芪 20g。继服 28 剂，水煎服，每日 1 剂，分早、晚两次温服。

三诊（2019 年 3 月 10 日）：胃胀较前明显减轻，进食后嗳气、恶心欲呕缓解，纳一般，寐可，大便每日行 1 ～ 2 次，不成形，质稀。舌红苔薄黄腻，脉弦细滑。原方去紫苏梗、陈皮、蜈蚣，加党参 12g。继服 30 剂，水煎服，每日 1 剂，分早、晚两次温服。

按：患者为青年男性，平素性情急躁，加之饮食不节，嗜食辛辣油腻之品，致使胃失和降，脾胃气血运行失常，浊邪蕴积体内，浊毒之邪阻滞中焦，影响气机升降，浊、毒胶结致病。李教授强调胃癌病机本质为脾胃虚弱，浊毒内蕴，治疗时以化浊解毒为大法。患者行胃癌化疗后，脾胃运化功能紊乱，故见胃脘胀满、嗳气、大便不畅；正气虚损，气虚则血行不畅，瘀血停着，见舌暗红。方中炒鸡内金、紫豆蔻、焦三仙、炒白术、茯苓、陈皮、莱菔子等健脾祛湿，恢复脾胃运化功能。当归、川芎、三七粉行血活血。香附、紫苏梗、厚朴、枳实等疏肝理气，使气血运行通达。藤梨根、白花蛇舌草、苦参、黄连、黄芩、半枝莲、茵陈、半边莲等清热化浊解毒，驱使体内浊毒之邪外出。二诊去莱菔子，加黄芪扶助正气驱邪外出，瓜蒌宽胸散结理气，调理气机。三诊患者诸症缓解，加用党参性平甘补，补中益气，健脾益肺，并对化疗、放疗引起的白细胞减少有提升作用。诸药合用，化浊解毒，健脾益气，辨证论治，疗效显著。

病案 3

许某，女，59 岁。2022 年 2 月 28 日初诊。

主诉：胃癌术后 2 个月，加重 7 天。

现病史：患者胃癌术后无明显诱因出现胃痛，2022 年 2 月 17 日在新乐市某医院做 CT 检查显示胃癌术后改变。7 天前胃痛加重，故来医院就诊。

现主症：进食后胃胀胃痛，反酸，消化不良，大便排便不畅，靠灌肠排便，小便黄，口干口苦，食欲可，寐可，舌红，苔根部黄腻，脉弦细滑。

西医诊断：胃癌术后。

中医诊断：胃痞病（浊毒内蕴，湿热内阻证）。

治法：化浊解毒，清热利湿。

处方：山甲珠 3g，川朴 12g，枳实 12g，香附 12g，紫苏梗 12g，焦槟榔 12g，炒莱菔子 12g，炒鸡内金 12g，川大黄 9g，白芷 10g，延胡索 15g，五灵脂 15g，蒲公英 15g，蒲黄 12g，黄柏 15g，黄连 12g，黄芩 12g，半边莲 15g，苦丁茶 15g，红景天 15g，板蓝根 15g，白花蛇舌草 15g。7 剂，每日 1 剂，早晚分服，400mL 水煎取汁 200mL。嘱畅情志，不适随诊。

二诊（2022 年 3 月 7 日）：患者服药后胃胀痛缓解，反酸减轻，现症见打嗝，排便难，靠灌肠排便，纳差，寐可，小便调，舌淡红，苔黄腻。在原方的基础上去香附、炒鸡内金、紫苏梗、焦槟榔，加火麻仁 20g，虎杖 15g，肉苁蓉 20g，芦荟 3g，炒莱菔子 15g。7 剂，煎法同上。

三诊（2022 年 3 月 14 日）：患者服药后胃胀、胃痛、打嗝好转，排便困难减轻，纳可，寐可，小便调，舌淡红，苔黄腻，脉沉弦细。在原方基础上去川朴、川大黄、虎杖、肉苁蓉，加当归 20g，玄明粉 6g，郁李仁 15g，瓜蒌仁 15g，7 剂，煎法同上。

按：胃癌是由于正气内虚，加之饮食不节、情志失调等原因引起的，以气滞、痰湿、瘀血蕴结于胃，胃失和降为基本病机，以脘部饱胀或疼痛、纳呆、消瘦、黑便、脘部积块为主要临床表现的一种恶性疾病。《素问·腹中论》说："病有少腹盛，上下左右皆有根……病名曰伏梁。……裹大脓血，居肠胃之外，不可治，治之每切按之致死。"《难经·五十六难》又说："心之积，名曰伏梁，起脐上，大如臂，上至心下，久不愈，令人病烦心。"这种从脐上到心下的上腹部包块，很像现今的胃癌。李教授认为此患者湿热内阻，上下不通，久而不化，形成浊毒内蕴，故治疗应以化浊解毒、清热利湿为主。方中山甲珠通经活络，消肿止痛；川朴温中下气，燥湿化痰；枳实破气消积，止咳化痰，止泻通便；香附疏肝解郁，理气宽中；延胡索活血化瘀，行气止痛；蒲公英清热解毒，消瘀散结。二诊、三诊中，李教授根据患者症状的缓解及改变，减去香附、焦槟榔等药，适当加入莱菔子消食化胀、降气化痰，瓜蒌仁、郁李仁等药润燥通便。诸药合用，共起化浊解毒、清热利湿之功效，配伍得当，症状好转。

三、结肠癌

病案 1

侯某，男性，66 岁。2022 年 3 月 31 日初诊。

主诉：腹痛腹泻 11 个月余，加重 2 个月。

现病史：患者 11 个月前无明显诱因引起间断性腹痛、腹泻等，在河北省某医院做血液分析等检查，确诊为结肠癌，行手术治疗（术式不详），术后口服化疗药。患者自述口服易蒙停好转，2个月前因腹部隐痛不适加重伴腹胀故来我院就诊。现症见患者腹部隐痛，口干，大便每日行1次，质黏伴有脓血，舌红，苔黄，脉弦细。

西医诊断：结肠癌。

中医诊断：肠癖（浊毒内蕴，脾虚蕴湿，毒结大肠证）。

治法：化浊解毒，健脾化湿，解毒抗癌。

处方：三七6g，蛇莓12g，藤梨根12g，灵芝12g，黄芪15g，红景天12g，西洋参12g，白芷15g，延胡索15g，五灵脂15g，蒲公英15g，蒲黄12g，半夏9g，苏叶10g，黄连12g，陈皮12g，茯苓15g。中药14剂，每日1剂，早晚分服，400mL水煎取汁200mL。

二诊（2022年4月18日）：患者服药后腹痛缓解，口干好转。现症见下半身瘙痒伴皮屑，牙龈出血，纳寐可，大便每日行1～2次，成形，小便稍黄，舌暗红，苔黄黑，脉弦滑数。原方不变，煎法同上。

三诊（2022年5月30日）：患者服药后腹痛好转。现症见纳可，寐可，舌紫红，苔黄厚腻，脉弦滑。在原方基础上加西洋参12g，煎法同上。

按：《医学入门》卷四指出，"肠癖，俗称血箭，因其便血即出，有力如箭射之远也"。由于饮食失节，或大醉大饱，致使肠胃横解，久之冷积于大肠之间，致血流不畅，随大便而出。患者初期以腹部间断性腹痛、腹胀、泄泻、粪便带有黏液脓血为主要临床表现。李教授辨证为体内浊毒内蕴，脾虚蕴湿，毒结大肠，治以化浊解毒、健脾化湿、解毒抗癌。方中三七具有散瘀止血、消肿止痛的功效，可治疗大便脓血，另可改善因长期便血引起的体质虚弱，有双重作用。藤梨根清热利湿，解毒，消肿止血。五灵脂活血化瘀，通络止痛。蛇莓清热解毒，凉血散瘀，缓解患者腹痛，舌苔黄腻等症状。红景天、黄芪、灵芝、西洋参等药共奏补气之功效。茯苓具有利水渗湿、健脾的功效，为治疗脾虚腹泻之主药。方中药物联合运用，起到了化浊解毒之功效。三诊结束后，患者腹痛、腹泻、口苦好转，脓血消失，因此证明李教授辨证准确，用药得当。

病案2

李某，男，56岁。2009年7月12日初诊。

主诉：结肠癌术后26天，伴腹痛、腹泻7天。

现病史：患者于 2008 年年底因大便次数增多、黏液多、大便带血，伴有腹痛、里急后重，在当地医院就诊。便常规检查：白细胞 25 ～ 45/HP，红细胞 35 ～ 60/HP。考虑为细菌性痢疾，经抗生素及中草药治疗后症状有所缓解而出院。但饮食不当时大便次数仍增多，偶可见大便带血，患者未予重视，间断在当地口服中草药治疗。2009 年 5 月患者病情加重，大便黏液多、大便带血、腹痛、里急后重，经抗生素及中草药治疗不能缓解，并于右上腹可触及一鸡蛋大小包块，伴有触痛，质地偏硬，遂行钡灌肠检查，于结肠肝曲部位发现肠腔狭窄充盈缺损，遂到当地肿瘤医院行剖腹（2009 年 6 月 16 日）探查，术中发现结肠肝曲肿块约 3.4cm×4.5cm，向腔内突出，表面伴有糜烂出血，且于肝门附近有 3 个结节状物，质地硬，表面粗糙，最大者 3.2cm×2.8cm，最小者 1.5cm×2.0cm，因靠近肝门静脉，肝脏肿块无法切除，术中仅将结肠肿物切除，并行活体组织检查。术后病理为低分化腺癌，遂予以 MFV 方案化疗，4 周为 1 个疗程，共行 2 个疗程后因化疗反应不能耐受，中止化疗前来本院门诊。现主症：面色晦暗，神疲乏力，气短懒言，眼睑色淡，纳少恶心，腹痛嗳气，大便呈糊状，每日 3 ～ 5 行，舌暗淡，苔白腻。

西医诊断：结肠癌。

中医诊断：肠癖（脾虚蕴湿，毒结大肠证）。

治则治法：健脾化湿，解毒抗癌。

处方：柴胡 9g，黄芪 30g，当归 12g，太子参 15g，生白术 30g，茯苓 15g，白蔻仁 10g，杏仁 10g，厚朴 10g，生薏苡仁 15g，竹叶 10g，何首乌 15g，凌霄花 15g，炒槐花 10g，红藤 10g，败酱草 10g，鳖甲 15g，阿胶 20g，山药 20g，鸡血藤 30g，代赭石 15g，鸡内金 30g，生麦芽 30g，香橼 15g。7 剂，每日 1 剂，水煎服，分两次温服。

医嘱：按时服药，进软食，忌辛辣刺激之品，戒怒。

二诊（2009 年 7 月 20 日）：用药后患者有里急后重感。调整处方：香附 15g，紫苏梗 15g，柴胡 15g，甘草 6g，姜黄 9g，厚朴 15g，枳实 20g，清半夏 12g，瓜蒌 15g，黄连 15g，青皮 10g，儿茶 10g，秦皮 10g，广木香 9g，砂仁 9g，白花蛇舌草 15g。7 剂，水煎服，每日 1 剂，分两次温服。

三诊（2009 年 7 月 30 日）：患者腹泻、便血明显减轻，活动后感觉乏力。调整处方：党参 15g，黄芪 15g，白术 15g，茯苓 10g，甘草 6g，当归 15g，大枣 9 枚，厚朴 15g，枳实 15g，砂仁 9g，清半夏 12g，麦冬 15g。14 剂，水煎服，每日 1 剂，分两次温服。之后以此方为基础辨证加减服药治疗 1 年。

按：患者初期以大便次数增多、黏液多，大便带血，伴有腹痛、里急后重为主要临床表现，但癌症之发生历时较久，浊毒内蕴日久必消耗人体之正气，加之手术、化疗、峻猛攻伐药物，亦可损伤人体正气，故在治疗时虽有攻伐，必不忘顾护正气。初期以浊毒壅滞肠道为主，正气尚耐攻伐，故以攻邪为主，兼以扶正；中间阶段正气渐伤，遂以扶正祛邪并重；后期以扶助正气，防其复发为主。中医辨证为脾虚蕴湿，毒结大肠，故治疗上以健脾化湿、解毒抗癌为主。经治疗患者泄泻、便血明显好转。因本病主要病机为脾虚蕴湿，此阶段治疗主要以健脾化湿为主。辨证治疗一年患者总体状态良好，但余症不清，中医辨证为浊毒内蕴，治疗以化浊解毒为主，经治疗患者症状明显好转。

病案 3

冯某，女，69 岁。2020 年 7 月 27 日初诊。

主诉：小腹部隐痛 1 年余，加重 3 天。

现病史：患者 1 年前行乙状结肠切除术＋腹腔淋巴结扩大清扫术，术后出现小腹部隐痛，加重 3 天，为求进一步系统诊疗就诊于我院门诊。现主症：小腹部隐痛，靶向药物治疗后有口腔溃疡，周身乏力，自述双侧造口处胀满难忍，纳一般，寐一般，大便每日 3～4 次，成形，质黏，小便调，舌暗红，苔白有瘀斑，脉弦细滑。

西医诊断：乙状结肠癌切除术后。

中医诊断：肠覃病（浊毒内蕴，湿浊中阻证）。

治则治法：清化湿浊。

处方：百合 12g，当归 9g，川芎 9g，白芍 30g，麸炒白术 6g，三七粉 2g，乌药 12g，白花蛇舌草 15g，半枝莲 15g，黄连 12g，茵陈 15g，苦参 12g，鸡骨草 15g，烫水蛭 9g，土鳖虫 6g，蜈蚣 3g，藤梨根 12g，山慈菇 12g，厚朴 12g，枳实 12g，西洋参 12g，黄芪 12g。中药 30 剂，每日 1 剂，早晚分服（早饭前半小时，晚睡前 1 小时），200mL 开水冲服。

二诊（2020 年 8 月 24 日）：患者小腹部隐痛减轻，口腔溃疡、乏力有所缓解，双侧造口处胀满减轻，纳可，寐一般，大便每日 3～4 次，成形，质可，小便调，舌暗红，苔黄有瘀斑，脉弦细。李教授根据现有症状，调方如下：去厚朴、枳实，黄芪剂量加至15g。中药30剂，每日1剂，早晚分服（早饭前半小时，晚睡前1小时），200mL开水冲服。随访2个月，患者症状未见加重。

按：随着现代饮食结构、生活方式及自然社会环境的改变，结肠癌患者越来越多，因其症状较为隐匿，多为腹痛、便血、腹泻、里急后重等结直肠良性疾病的共同表现，易被患者所忽略。因此，根据临床症状进行初步鉴别显得尤为必要。结肠癌可归属于中医"肠覃""伏梁""肠风下血""锁肛痔""便血"等病证范畴。患者为老年女性，常年饮食不节，伤及脾胃，湿浊作为中医的致病因素，阻碍气血运行，影响脾胃正常功能的运转，导致湿热中阻。积之成者，正气不足，而后邪气踞之。方中百合、当归、川芎、白芍、麸炒白术、三七粉、乌药养肝和胃，白花蛇舌草、半枝莲、黄连、茵陈、苦参、鸡骨草解毒抗炎，烫水蛭、土鳖虫、蜈蚣搜风通络、活血消癥，藤梨根、山慈菇清除湿浊，厚朴、枳实消积除胀，西洋参、黄芪补气健脾。针对乙状结肠癌患者脾胃功能薄弱、气血两虚之特点，二诊时加大黄芪剂量，因益气重在益脾气，"脾宜升则健，胃宜降则和"，气盛则血化生功能自强，整体调理，稳步推进。

病案4

胡某，男，42岁。2020年12月21日初诊。

主诉：间断便血2年余，加重3天。

现病史：患者于2年前无明显诱因出现便血，就诊于郑州某医院，行肠镜检查，结果诊断为结肠恶性肿瘤，病理结果示（乙状结肠）中分化腺癌，部分为黏液腺癌，行结肠恶性肿瘤切除术，后定期复查，为求进一步诊疗遂来我院就诊。现主症：便血，腹痛，腹泻，乏力，体重下降，食欲不振，恶心，呕吐，大便每日行3～4次，不成形，质稀，舌红，苔薄黄，脉弦细滑。

西医诊断：结肠恶性肿瘤。

中医诊断：肠积（浊毒内蕴，血热妄行证）。

治法：化浊解毒，凉血止血。

处方：白头翁12g，地榆12g，白及12g，血余炭12g，侧柏叶12g，百合 12g，乌药 12g，当归 9g，川芎 9g，白芍 30g，白术 6g，三七粉 6g，茵陈 15g，黄连 12g，苦参 12g，半枝莲 15g，白花蛇舌草 15g，鸡骨草 15g，藿香 9g，藤梨根 12g，蛇莓 12g，冬凌草 12g，土鳖虫 9g，鸡内金 12g。14 剂，每日 1 剂，水煎服，早晚分服。

二诊（2020 年 1 月 5 日）：患者服药后腹泻、便血减少，体重增加，食欲好转，寐安，舌红，苔薄黄，脉弦细滑。原方继服 14 剂，每日 1 剂，水煎服，早晚分服。

三诊（2020 年 1 月 19 日）：患者服药后大便每日 2 ～ 3 次，质可，偶便血，纳可，寐安，舌红，苔薄黄，脉弦细滑。在上方基础上加红曲 6g，余甘子 6g。14 剂，每日 1 剂，水煎服，早晚分服。

按：李教授认为，感受外邪、饮食不节、情志失调或久病耗伤正气致脾运不及，水谷精微运化失常，水反为湿，谷反为滞，湿滞日久化浊蕴毒，浊毒内蕴，浊毒之邪壅滞肠间，与气血相搏，脂膜和血络受损，则腐败化脓。如《景岳全书·泄泻》曰："泄泻之本，无不由于脾胃……若饮食失节，起居不时，以致脾胃受伤，则水反为湿，谷反为滞，精华之气不能输化，乃至合污下降，而泻痢作矣。"浊毒在结肠癌的发生和发展中起着关键性的作用。浊毒相干，如膏如脂，难解难分，终使胃热阴伤，气滞络阻，肠络瘀滞，气不布津，血不养经，浊毒与气血相胶结也是溃疡经久不愈之关键。患者因浊毒内蕴出现腹泻，所以临床多选用茵陈、黄连、苦参、半枝莲、白花蛇舌草、鸡骨草清利湿热、化浊解毒；因血热导致便血，临床多选用白头翁、地榆、白及、血余炭、侧柏叶凉血止血；因瘀血阻络出现腹痛，临床多选用百合、乌药、当归、川芎、白芍、白术、三七粉活血止痛。二诊症状减轻，原方继续服用。三诊偶便血，加红曲活血化瘀，余甘子清热凉血。

四、直肠癌

张某，女，70 岁。2020 年 8 月 17 日初诊。

主诉：肛门坠胀感半年余。

现病史：患者于 1 年前无明显诱因出现排便困难、大便性状改变，当时未予重视也未治疗，半年前症状加重，于邯郸市某医院诊断为直肠癌，并行腹腔镜下直肠根治术（具体术式不详）。现为求中医药治疗遂来我院就诊。

现主症：排便后肛门坠胀感，饮食过多胃部不适，小腹凉，纳差，寐可，大便每日3～4次，成形，舌暗红，苔薄黄腻，脉弦细滑。

西医诊断：直肠恶性肿瘤。

中医诊断：肠覃病（肝胃不和，浊毒内蕴证）。

治法：养肝和胃，化浊解毒。

处方：白芍30g，当归9g，百合12g，乌药12g，川芎9g，炒白术6g，茯苓15g，紫豆蔻12g，三七2g，半枝莲15g，半边莲15g，茵陈15g，黄连12g，黄芩12g，白花蛇舌草15g，苦参12g，板蓝根15g，绞股蓝12g，鸡骨草15g，厚朴12g，枳实12g，香附12g，紫苏梗12g，砂仁12g，土鳖虫6g，蜈蚣3g，鸡内金12g。25剂，水煎服，每日1剂，分早、晚两次温服。

二诊（2020年9月11日）：排便后肛门坠胀感减轻，偶有疼痛，小腹凉，纳尚可，寐安。大便黏，日行3～4次，偶有排不尽感，夹有少许黏液。舌红，苔薄黄腻，脉弦细滑。原方去枳实、厚朴，加白头翁12g，枳壳2g，葛根12g。30剂，水煎服，每日1剂，分早、晚两次温服。

三诊（2020年10月11日）：患者诉排便后肛门坠胀感及疼痛减轻，未诉其余明显不适，大便日行2次，偶有排不尽感，舌红，苔薄黄腻，脉弦细滑。上方继服28剂，水煎服，每日1剂，分早、晚两次温服。

按：患者为老年女性，病机为肝胃不和，浊毒内蕴。《丹溪心法·六郁》云："气血冲和，万病不生，一有怫郁，诸病生焉，故人身诸病多生于郁。"患者平日情志不畅，肝气不舒，损及脾胃，运化失司，正气虚弱，火毒、湿邪、瘀血、气滞等邪气相互胶结，滞而不化，日久成为肠癌。热毒蕴结肠道，留而不去，耗伤津液，则肠道干涩燥结、排便艰涩。瘀血内结，则见舌暗红。由于大肠主津，浊毒壅滞于肠道，更易伤阴津；其病势缠绵难愈，病程较长。基于此种特点，李教授以化浊解毒为要务，使浊毒速去以免日久耗伤人体津液。李教授应用黄连、黄芩、半枝莲、半边莲、茵陈、白花蛇舌草等苦寒燥湿之品，解毒化浊，以排浊毒，以防行气之燥烈伤津耗血；厚朴、枳实、香附、紫苏梗等疏肝理气。在治疗中，谨守病机，权衡利弊，遣方用药。二诊患者仍诉肛门坠胀感，加用白头翁，归大肠经，清热解毒燥湿；葛根升阳止泻，鼓舞脾胃清阳之气上行而止泄泻。诸药合用，辨证精准，随症加减，疗效确切。

五、肝癌

病案 1

姜某，男，65 岁。2020 年 8 月 31 日初诊。

主诉：间断胁肋胀痛 1 年余。

现病史：患者于 1 年前无明显诱因出现胁肋胀痛，在外院诊治，诊断为肝癌并行手术治疗（具体术式不详），半个月前自觉胁肋胀痛伴肩背部酸痛，为求中医药治疗遂来我院就诊。现症：胁肋胀痛，偶有肩部酸痛，胃脘不适，乏力，纳一般，寐可，大便每日行 1～2 次，成形，质可，舌暗红，苔黄腻，脉弦滑。

西医诊断：肝恶性肿瘤。

中医诊断：肝积病（肝郁气滞，浊毒内蕴证）。

治法：疏肝解郁，化浊解毒。

处方：白芍 30g，当归 9g，百合 12g，乌药 12g，川芎 9g，炒白术 6g，茯苓 15g，炒鸡内金 15g，紫豆蔻 12g，三七 2g，半枝莲 15g，半边莲 15g，茵陈 15g，黄连 12g，黄芩 12g，白花蛇舌草 15g，苦参 12g，板蓝根 15g，绞股蓝 12g，鸡骨草 15g，柴胡 12g，郁金 12g，藤梨根 12g，延胡索 12g，砂仁 9g，广木香 9g，枳实 12g，厚朴 12g。21 剂，水煎服，每日 1 剂，分早晚两次温服。

二诊（2020 年 9 月 21 日）：患者自述胁肋胀痛缓解，胃脘不适减轻，偶有肩背酸痛，乏力好转，纳增，寐可。大便每日行 1～2 次，成形，质可，偶有肛门下坠感。舌红，苔黄腻，脉弦滑数。在上方基础上去厚朴，加香附 12g。30 剂，水煎服，每日 1 剂，分早晚两次温服。

三诊（2020 年 10 月 21 日）：患者胁肋胀痛、肩背部酸痛、乏力等诸症均缓解，偶有胃脘胀满，纳寐可，舌红，苔根部黄腻，脉弦滑数。于上方中去藤梨根、砂仁，加用蛇莓 12g，冬凌草 12g。服 35 剂，水煎服，每日 1 剂，分早晚两次温服。

按：肝癌病位在肝，可涉及胆、脾、胃、肾等。在治疗的过程中，控制和消除肝癌病变是治本，并发症的治疗是治标。肝癌早期常无明显症状，在发现早期及放化疗初期，应着重治本，提升人体正气，提高机体抗病能力，控制肝癌进展。正如《素问·刺法论》所说："正气存内，邪不可干。"在肝癌中后期应标本兼治，控制病情的快速发展。李教授以化浊解毒、疏肝理气为治疗方法，祛邪为主，扶正为要，攻补兼施。肝主疏泄，调畅人体气机，维持脏腑气机的协调运转。肝癌病位在肝，故治疗肝癌应先疏肝理气，保证气机运行畅达，气行则血行，气血调和，以达到祛邪抗肿瘤的目的。本案患者正气尚存，方中柴胡、郁金、木香、枳实、白芍、香附等药物疏肝理气，肝木克脾土，白术、茯苓、鸡内金、紫豆蔻、砂仁等健脾益气，板蓝根、白花蛇舌草、苦参、黄连、黄芩、半枝莲、茵陈、半边莲等清热化浊解毒，藤梨根、冬凌草、蛇莓等药物皆入肝经，均对消化系统肿瘤有抑制作用。诸药合用，共行化浊解毒、疏肝解郁之效。

病案 2

王某，男性，64 岁。2015 年 9 月 4 日初诊。

主诉：间断右胁疼痛 3 个月余，加重 3 天。

现病史：患者有慢性乙型肝炎病史 10 年，3 个月前出现右胁间断性疼痛，2015 年 6 月于河北省某医院查肝脏 MRI 示肝左叶见团状异常信号影，考虑肝癌伴肝内转移，心周椭圆形异常信号影，考虑肿大淋巴结，右肾囊肿，肝门区及腹腔内见类圆形异常信号影，考虑肿大淋巴结、肝硬化、副脾。3 天前疼痛程度加重、难忍，为求系统化治疗遂就诊于我科门诊。现主症：右胁疼痛，下午明显，伴胃脘胀满隐痛，低热，体温在 37.5～38℃，口苦，无恶心呕吐，纳少，寐尚安，大便每日 1 次，质干，小便黄，量可。舌质暗红，苔黄腻，脉弦滑。

西医诊断：肝原位癌；肝炎肝硬化（乙型，失代偿期）；腹水。

中医诊断：胁痛（浊毒内蕴证）。

治法：化浊解毒。

处方：香附 15g，紫苏梗 15g，青皮 15g，柴胡 15g，姜黄 15g，厚朴 15g，枳实 15g，清半夏 9g，五味子 15g，沉香 6g，全蝎 6g，炒莱菔子 15g，茵陈 15g，黄芩 12g，黄连 15g，鳖甲 20g，龟板 20g，鸡内金 20g，大腹皮 15g，车前子 15g，青蒿 30g。7 剂，每日 1 剂，水煎服，分早、晚两次温服。

二诊（2015 年 9 月 12 日）：服药 7 剂后右胁疼痛较前减轻，纳好转，无发热，仍口苦，舌暗红，苔黄腻，脉弦滑。此为浊毒渐逐，治拟解毒化浊、软肝散结，兼以扶正。上方去青蒿，加夏枯草15g，生白术30g。7剂，每日1剂，水煎服，分早、晚两次温服。

三诊（2015年9月19日）：服药14剂后诸症消除。此为浊毒被逐，治拟软肝化坚，佐以扶正，上方去姜黄、夏枯草，茵陈调为20g，加茯苓15g，刘寄奴15g，鬼箭羽15g。以本方随症加减治疗3个月，患者右胁疼痛未作，余症均减轻。

按：肝原位癌合并肝硬化究其基本病机，主要为虚、浊、毒、瘀，病位在肝、脾，日久及肾。正虚为本，浊毒瘀内蕴为标，故治疗应从整体着眼，肝、脾、肾三脏同治，分清主次，结合疏肝理气、化浊解毒、活血祛瘀、健脾祛湿、补肾益气等治疗大法，标本同治，遵循因人、因时、因地制宜的原则，注重患者体质，针对其气血阴阳与湿、热、浊、毒、瘀等邪的盛衰，要祛邪，更宜扶正，使其恢复"正气存内"的状态。治疗以化浊解毒为总要，茵陈、黄连、黄芩清热利湿化浊，枳实、厚朴、柴胡、青皮、紫苏梗疏肝理气和胃；鳖甲、龟板软坚散结，茯苓、白术健脾除湿。补虚未忘调肝，补中兼运，寓补于运，调肝则忌用破气、过于疏泄之品。肝体阴用阳，非柔不克，故以柔肝为主，疏肝、滋肝、软肝兼而用之。此外，合并腹水患者，见水不应单独利水，应配合补气调中，使气足血行而水化，亦与"见肝之病，知肝传脾，当先实脾"之旨同。同时重视疏利三焦，三焦有决渎作用，可排泄水液，与肺、脾、肾的生理功能密切相关，故临床常配伍健脾利湿之品。

病案3

马某，男，63岁。2022年1月17日初诊。

主诉：间断腹痛2年余，加重10天。

现病史：患者于2年前无明显诱因出现腹痛，自行服用止痛药无效，就诊于当地医院行相关辅助检查，诊断为肝恶性肿瘤（未见报告）。2021年5月于当地医院行肝恶性肿瘤切除术，为求进一步诊疗遂来我院就诊。现主症：腹痛，腹胀，食欲减退，口干，乏力，消瘦，纳可，寐差，多梦易醒，小便黄，大便每日1次，质可，舌红，苔薄黄腻，有裂纹，脉弦细。

西医诊断：肝恶性肿瘤。

中医诊断：肝岩（浊毒内蕴，气滞血瘀证）。

治法：化浊解毒，疏肝理气，活血止痛。

处方：百合 12g，乌药 12g，当归 9g，川芎 9g，白芍 30g，白术 6g，三七粉 6g，茵陈 15g，黄连 12g，苦参 12g，半枝莲 15g，白花蛇舌草 15g，鸡骨草 15g，冬凌草 9g，田基黄 12g，鳖甲 12g，柴胡 12g，郁金 12g，茯苓 12g，黄芪 15g，藿香 12g。14 剂，每日 1 剂，水煎服，早晚分服。

二诊（2022 年 1 月 30 日）：患者服药后腹痛、腹胀减轻，仍口干，乏力，小便黄，大便每日 1～2 次，成形，舌红绛，苔黄厚腻尖有裂纹，脉弦滑。原方继服 14 剂，每日 1 剂，水煎服，早晚分服。

三诊（2022 年 2 月 13 日）：患者服药后症状明显好转，偶有口干，大便每日 2 次，质可，舌红，苔黄腻，脉弦滑。上方减鳖甲、柴胡、郁金、茯苓、黄芪、藿香，加红景天 12g，蛇莓 12g，藤梨根 12g。14 剂，每日 1 剂，水煎服，早晚分服。

按：肝癌可归属于中医学"肥气"痞气"积气"等范畴。如《难经·五十六难》载："肝之积，名曰肥气，在左胁下，如覆杯，有头足……"宋代《圣济总录》云："积气在腹中，久不差，牢固推之不移者……按之其状如杯盘牢结。久不已，令人身瘦而腹大，至死不消。"其所描述的症状与肝癌近似，指出肝癌具有不易早期诊断、临床进展迅速、易恶变、预后较差的特点。在本病的治疗上，李教授强调既要掌握辨证用药原则，又须辨病选药，肝喜条达、恶抑郁，喜柔润、恶燥热，言明浊、毒、虚是导致肝岩的重要因素。浊邪在肝岩的发展中，不仅是病理产物，还是致病因素。李教授根据疾病不同的发展阶段辨证施治，大胆将浊毒理论运用到肝岩的治疗上，确立了软肝化坚、化浊解毒、活血养血等治疗方法，并将"化浊解毒"作为肝岩的治疗大法。其中百合、乌药、白术、白芍养阴柔肝、行气止痛，当归、川芎、三七粉行气活血、散瘀止痛，茯苓芳香祛湿化浊，白花蛇舌草、半枝莲、鸡骨草、冬凌草清热利湿解毒，寒温并用不使浊毒相搏，共奏化浊解毒之功，为君药；茵陈、黄连、苦参清热燥湿，泻火解毒，协助君药以祛湿浊、解毒邪，为臣；田基草活血行气、升清降浊，鳖甲攻坚散瘀、消癥止痛，共为佐使；柴胡、郁金疏肝解郁、和解少阳，黄芪补中益气。诸药合用，上以升清，下以降浊，外以引邪达表，内以化浊解毒，共奏化浊解毒、软坚散结之功。

此方重点攻邪以化浊解毒,以期达到邪去正安的目的。二诊症状缓解,仍服本方加强疗效;三诊加红景天益气活血,蛇莓散瘀消肿,藤梨根清热祛湿、解毒消肿。

六、肺癌

病案 1

耿某,女,57 岁。2022 年 5 月 26 日初诊。

主诉:肺癌术后 6 个月,间断咳嗽 3 个月。

现病史:患者于 1 年前无明显诱因而咳嗽咳痰,痰中带血。2021 年 7 月于河北某医院根据相关病史及病理结果(肺微小浸润性腺癌,大约 1cm×0.6cm×0.5cm)诊断为肺恶性肿瘤,2021 年 12 月行右肺下叶切除术(具体术式不详)。现患者为求进一步治疗遂来我院就诊。现主症:咳嗽咳痰,痰中带血,无胸痛、胸闷、气短,纳可,寐可,大便每日 1 次,质可,舌红,苔薄黄腻。

西医诊断:右肺下叶癌术后。

中医诊断:肺积(浊毒蕴肺证)。

治法:化浊解毒,清肺化痰。

处方:百合 15g,乌药 9g,当归 12g,川芎 9g,白芍 30g,白术 9g,三七粉 6g,茵陈 15g,紫菀 12g,款冬花 12g,蛇莓 12g,藤梨根 12g,冬凌草 12g,蜈蚣 6g,土鳖虫 6g,黄连 15g,苦参 15g,半枝莲 15g,半边莲 12g,白花蛇舌草 15g,鸡骨草 15g。14 剂,每日 1 剂,水煎服取汁 400mL,早晚分服。

二诊(2022 年 6 月 9 日):患者未出现明显不适,纳可,寐可,面色萎黄,大便每日 2 次,质稀,舌红,苔薄黄腻。二诊方基础上去款冬花,加入黄芪 15g,茯苓 12g。14 剂,每日 1 剂,水煎服取汁 400mL,早晚分服。

三诊(2022 年 6 月 23 日):患者咳嗽咳痰减轻,无明显不适,纳可,寐可,大便每日 1 ~ 2 次,微成形,舌红,苔薄黄,脉弦滑细。在二诊方基础上去黄芪、茯苓,加款冬花 12g,川贝 12g,山慈菇 12g。14 剂,每日 1 剂,水煎服取汁 400mL,早晚分服。

按：本病的基本病机是外伤湿热之邪，久郁不化，发为浊毒，从而导致浊毒蕴肺。其病理因素包括气郁、痰浊、湿阻、血瘀、毒聚，故基本治疗原则是化浊解毒。患者术后虽应以扶正为主，但余邪未尽易于复发转移，故仍以扶正与祛邪相结合。《丹溪心法》认为"凡人身上中下有块者多是痰"，又指出"痰夹瘀血，遂成窠囊"。故化浊解毒多采用除湿、化痰、祛瘀、解毒药物。白花蛇舌草甘寒，无毒，入心、肝、脾、经，可清热解毒、利湿；半枝莲味辛、苦，性寒，归肺、肝、肾、经，可清热解毒、散瘀止血、利尿消肿。两者合用可增强清热解毒利湿之功，且西医学研究显示二者均有抗癌之功效。百合、乌药行气止痛，当归、川芎、白芍活血养血，土鳖虫之虫类药物活血散结，祛邪与扶正相联合。蜈蚣善于搜剔入络之邪，使邪去正气来复，虽然具有毒性，然临床上与土鳖虫等虫类药物同用，可以毒攻毒。正如《素问·至真要大论》所说："有毒无毒，所治为主。"紫菀、款冬花均具有润肺下气、止咳化痰之功，且均温润不燥，同时具有抗肿瘤的作用，对肺癌术后的预防调护有积极意义。

病案 2

何某，女，64 岁。2018 年 3 月 26 日初诊。

主诉：周身乏力 3 个月余。

病史：患者 3 个月前无明显诱因出现周身乏力。2016 年 9 月 27 日于河北省某医院查右肺中叶病理示（右肺中叶）高分化腺癌（附壁状腺癌＋腺泡状腺癌＋微乳头状腺癌）、支气管断端未见癌、区域淋巴结未见癌转移 0/8 ［分组如下，（第 4 组）0/3、（第 7 组）0/2、（第 11 组）0/2、（第 12 组）0/1］，行右肺中叶高分化腺癌术。为求进一步系统诊疗而就诊丁我院门诊。

现主症：周身乏力，胃脘疼痛、胀满，口干口苦，无烧心、反酸，无嗳气，腰酸，双下肢怕冷，纳少，寐可，大便每日 1 次，质黏，小便调，舌质暗红，苔黄腻，脉弦滑。

西医诊断：①右肺中叶高分化腺癌术后；②右肺微小结节。

中医诊断：肺积（血瘀气滞证）。

治法：理气化瘀。

处方：百合 12g，当归 9g，川芎 9g，白芍 30g，麸炒白术 6g，三七粉

2g，乌药 12g，白花蛇舌草 15g，半枝莲 15g，黄连 12g，茵陈 15g，苦参 12g，鸡骨草 15g，藿香 12g，延胡索 15g，白芷 15g，砂仁 15g，木香 9g，浙贝母 15g，瓜蒌 15g，半夏 9g，冬凌草 12g，全蝎 9g，炒莱菔子 12g。30 剂，每日 1 剂，早晚分服，早饭前半小时，晚睡前 1 小时，200mL 开水冲服。

二诊（2020 年 4 月 27 日）：患者乏力症状减轻，胃脘疼痛、胀满减轻，口干口苦，无烧心、反酸，无嗳气，腰酸、双下肢怕冷症状减轻，纳少，寐可，大便每日 1 次，质可，小便调，舌质暗红，苔黄腻，脉弦滑。李教授根据现有症状，调方如下：前方基础上加香橼 15g，佛手 15g 疏肝理气。30 剂，每日 1 剂，早晚分服，早饭前半小时，晚睡前 1 小时，200mL 开水冲服。随访 2 个月，患者症状未见加重。

按：肺癌是原发于肺内各级支气管上皮细胞及细支气管肺泡上皮细胞的恶性肿瘤，根据疾病发展各阶段的症状，可归属于中医学"咳嗽""息贲""积聚""肺积"等范畴。《景岳全书·积聚》中提出"凡脾肾不足，及虚弱失调之人，多有积聚之病。盖脾虚则中焦不运，肾虚则下焦不化，正气不行，则邪滞得以居之"。患者为老年女性，气滞不行导致血运障碍，而出现既有气滞又有血瘀的证候。中医认为气滞多由情志不遂或者外邪侵袭，导致肝气久郁不解引起的。因为肝主疏泄，调节情志，若是情志不遂，可以造成肝气的疏泄失常，血行不畅，从而形成血瘀。另外，饮食邪气、七情郁结或体弱、气虚不运也能导致气滞。方中百合、当归、川芎、白芍、麸炒白术、三七粉、乌药养肝和胃，白花蛇舌草、半枝莲、黄连、茵陈、苦参、鸡骨草解毒抗炎，藿香、延胡索、瓜蒌、木香行气止痛，白芷、砂仁健脾化湿，半夏、浙贝母润肺止咳，冬凌草清热解毒，全蝎息风通络，炒莱菔子降气除胀。李教授强调要详辨邪实，精准用药，同时顾护脾胃运化功能，分阶段调整治疗积聚，对于有高危因素的患者，倡导尽量早诊早治，如有肿瘤家族史的患者出现症状应及时进行检查，以求更早地进行防治。

病案 3

刘某，女，68 岁。2021 年 2 月 25 日初诊。

主诉：间断咳嗽 4 年余，加重 7 天。

现病史：患者于 4 年前因情绪激动出现咳嗽，就诊于当地医院，行相关辅助检查，诊断为肺恶性肿瘤，行肺恶性肿瘤切除术，后定期复查。2021年2月25日于北京医院行肺病理检查，病理结果示（右肺中叶）原位腺癌（直径0.6cm），为求进一步诊疗遂来我院就诊。现主症：咳嗽，为干咳，无痰，胸痛，胸闷，纳可，寐安，大便每日2次，成形，小便黄，舌红，苔根黄腻，脉弦细滑。

西医诊断：肺恶性肿瘤。

中医诊断：肺积（浊毒内蕴，阴虚血瘀证）。

治法：化浊解毒，滋补肺肾，活血化瘀。

处方：麦冬12g，五味子12g，熟地黄12g，吴茱萸12g，山药12g，水蛭9g，地龙9g，土鳖虫9g，蜈蚣3g，延胡索12g，白芷12g，砂仁12g，五灵脂9g，百合12g，乌药12g，当归9g，川芎9g，白芍30g，白术6g，三七粉6g，威灵仙12g，独活12g，秦艽12g，木瓜12g，川牛膝12g。14剂，每日1剂，水煎服，早晚分服。

二诊（2021年3月11日）：患者服药后咳嗽、胸痛减轻，纳可，寐安，大便每日2次，质可，舌红，苔根黄腻，脉弦细滑。上方减威灵仙、秦艽、木瓜，加沙参12g，山茱萸12g。14剂，每日1剂，水煎服，早晚分服。

三诊（2021年3月25日）：患者服药后症状明显好转，纳可，寐安，大便每日2次，质可，舌红，苔薄黄，脉弦细。上方继服14剂，每日1剂，水煎服，早晚分服。

按：古代著名医学家张景岳认为"虚弱失调之人，多有积聚之病"。正气虚损，阴阳失调，邪毒乘虚入肺，肺失宣降，气机不利，血行不畅，津失输布，聚而为痰，痰凝气滞，瘀阻脉络，致痰气血瘀毒胶结，日久而成肺积。李教授认为，正气不足，肺气虚弱，外界邪毒，侵袭于肺，或饮食不周、长年吸烟等因素，致毒邪入里，肺阴灼伤，阴阳失调，气机升降失常，血行瘀滞，痰浊聚集，痰瘀互结，瘀阻脉络，日久而成肺积，形成瘤块。该患者因肺肾阴虚出现干咳、潮热，所以药用麦冬、五味子、熟地黄；因瘀血内阻导致周身胀痛，药用百合、乌药、当归、川芎、白芍、白术、三七粉滋阴润燥、养阴柔肝；因浊毒内蕴出现胸闷，药用延胡索、白芷、砂仁、五灵脂活血止痛；因风湿痹阻出现胸痛，药用水蛭、地龙、土鳖虫、蜈蚣、威灵仙、独活、秦艽、木瓜、川牛膝祛风湿、通络止痛。加入吴茱萸散寒止痛，山药健脾和胃。二诊症状缓解，加沙参滋肺阴虚、养阴清肺，山茱萸滋补肝肾。三诊症状好转，仍服该方增强疗效。

病案 4

刘某，男，56 岁。2021 年 11 月 15 日初诊。

主诉：间断咳血 1 年余，加重 1 天。

现病史：患者 1 年前无明显诱因出现咳嗽、咳血，2021 年 3 月就诊于当地医院，行胸部 CT、支气管镜检查，结果诊断为肺恶性肿瘤，行肺恶性肿瘤切除术。为求进一步诊疗遂来我院就诊。现主症：咳血，咽喉肿痛，胸痛，声音嘶哑，纳可，寐一般，大便每日 3 次，不成形，舌红少苔，有裂纹，脉弦细滑。

西医诊断：肺恶性肿瘤。

中医诊断：肺积（浊毒内蕴，肺阴亏虚证）。

治法：化浊解毒，滋阴补虚。

处方：熟地黄 12g，白芍 30g，玄参 12g，麦冬 12g，沙参 12g，生石膏 30g，牡蛎 20g，黄连 9g，浙贝母 12g，海螵蛸 15g，茵陈 15g，苦参 12g，半枝莲 15g，白花蛇舌草 15g，鸡骨草 15g。14 剂，每日 1 剂，水煎服，早晚分服。

二诊（2021 年 11 月 29 日）：服药后，咳嗽减轻，胸痛减轻，仍声音嘶哑，大便每日 3 次，质可，舌红少苔，脉弦细滑，上方加川贝母 12g。14 剂，每日 1 剂，水煎服，早晚分服。

三诊（2021 年 12 月 13 日）：患者症状明显好转，偶有咳血，无咽痛、胸痛，大便每日 2 次，质可，舌红苔薄黄，脉弦细。14 剂，每日 1 剂，水煎服，早晚分服。

按：李教授认为浊毒的产生是受多种原因影响和作用的结果，是因水湿代谢失常凝集而成的病理产物。其产生多由六淫、饮食、劳欲、情志所伤，肺、脾、肾三脏气化功能障碍，三焦水道失于通利，加之脏腑阴阳偏盛偏衰等因素，影响脏腑功能，以致水湿失于正常输布和排泄，或凝而成浊，蕴结日久，化热转为浊毒之邪。浊毒胶结人体日久，损伤肺阴，致肺阴亏虚，成为肺癌的主要致病因素。方中熟地黄、白芍、玄参、麦冬、沙参养阴润肺、清热利咽，为君药；茵陈、苦参、半枝莲、白花蛇舌草、鸡骨草化浊解毒，助君药滋润肺阴，为臣药；石膏、牡蛎、浙贝母、海螵蛸制酸止痛，为佐药。二诊患者症状减轻，加川贝母清热润肺、化痰止咳、散结消痈，三诊症状明显好转，原方服用，巩固疗效。

七、乳腺癌

马某，女，58岁。2022年4月28日初诊。

主诉：左乳房胀痛4年余，加重7天。

现病史：患者4年前无明显诱因出现左乳房胀痛，就诊于当地医院，行相关辅助检查，诊断为乳腺恶性肿瘤（未见报告），曾自行服药（具体方案不详）治疗，症状好转，7天前上述症状再次加重，遂就诊于我院。现主症：左乳房胀痛，五心烦热，纳可，寐一般，大便每日2～3次，不成形，质黏，有臭味，排便不爽，便意频频，舌红，苔薄黄腻，脉弦细滑。

西医诊断：乳腺恶性肿瘤。

中医诊断：乳岩（浊毒内蕴，气滞血瘀证）。

治法：化浊解毒，疏肝理气，活血化瘀。

处方：百合12g，乌药12g，当归9g，川芎9g，白芍30g，白术6g，三七粉6g，茵陈15g，黄连12g，苦参12g，半枝莲15g，白花蛇舌草15g，鸡骨草15g，蛇莓12g，藤梨根12g，冬凌草12g，延胡索12g，白芷12g，广木香9g，王不留行12g，丝瓜络12g。14剂，每日1剂，水煎服，早晚分服。

二诊（2022年5月12日）：患者服药后左乳房胀痛、五心烦热减轻，排便不爽好转，大便每日1～2次，稍成形，纳可，寐安，舌红苔薄黄，脉沉弦细。上方去白芷、广木香，加牡丹皮12g，儿茶9g。14剂，每日1剂，水煎服，早晚分服。

三诊（2022年5月26日）：患者服药后症状明显好转，大便每日1次，质可，排便通畅，纳可，寐安，舌红，苔薄黄，脉弦细滑。上方去牡丹皮、儿茶，加半边莲12g，漏芦12g。14剂，每日1剂，水煎服，早晚分服。

按：《外科大成》认为"乳岩亦乳中结核，不红热，不肿痛，年月久之，始生疼痛，疼则无已"。乳岩是乳房中生成的结块状肿物，开始没有红肿热痛，日积月累，逐渐产生疼痛。历代医家普遍认为，若患本病则"百人百必死""百无一救",表明其恶性本质。可见中医对乳岩认识较早,而且有较深刻、全面的记述和阐释。李教授认为乳岩的主要病因和发病机制在于浊毒胶结于人体,致细胞、组织和器官浊化,而浊化的结果可以导致细胞、组织和器官的浊变,即形态结构的改变,包括现代病理学中的肥大、增生、萎缩、化生和癌变,以及炎症、变性、凋亡和坏死等。浊变的结果是毒害细胞、组织和器官,使之代谢和功能失常,乃至功能衰竭。该患者因情志不舒,肝失疏泄,气机郁滞,血络瘀阻,同时伴有浊毒,气、血、毒相合,凝而为块,固定不移,导致乳房胀痛。方中冬凌草、延胡索、白芷解毒止痛,为君药;百合、乌药、当归、川芎、白芍、白术、三七粉活血化瘀,助君药止痛,为臣药;茵陈、黄连、苦参、半枝莲、白花蛇舌草、鸡骨草清利湿热解毒,为臣药;蛇莓、藤梨根消肿散结,为佐药。二诊患者病情缓解,五心烦热减轻,加牡丹皮清热凉血、活血化瘀、清肝平肝,儿茶活血化瘀。三诊患者病情明显好转,加半边莲清热解毒消肿,漏芦清热解毒,消痈散结。诸药联用,共奏化浊解毒、疏肝理气、活血止痛之功。

第五节 其他杂病

一、肝纤维化

病案 1

宋某,男,43 岁。2015 年 10 月 26 日初诊。

主诉:患者腹胀、尿少 1 个月,加重 8 天。

现病史:患者有慢性肝炎病史 5 年余,间断服药治疗。1 个月前无明显诱因出现腹胀、尿少。8 天前因过劳出现腹部鼓胀,就诊于当地医院,具体治疗方法不详,症状未见好转,遂来我院住院治疗。现主症:身目微黄,面色晦暗,腹大、腹胀,食后更甚,倦怠乏力,食少,腰膝酸软,大便稀,每日 2～3 次,小便黄而少。舌质暗红,苔黄腻,脉弦细滑。

西医诊断:肝纤维化。

中医诊断:鼓胀(浊毒内蕴,血瘀肝络证)。

治则治法：化浊解毒，祛瘀化坚。

处方：田基黄 15g，龙胆草 15g，垂盆草 15g，虎杖 15g，茯苓 15g，白术 15g，红景天 15g，五味子 15g，泽泻 12g，鳖甲 15g。14 剂，每日 1 剂，水煎取汁 400mL，分早、晚 2 次温服。

二诊（2015 年 11 月 10 日）：精神较前大为好转，二便通调，腹胀缓解，仍倦怠乏力，食少。前方加黄芪 20g，焦三仙各 10g。用法同前。

三诊（2015 年 10 月 26 日）：倦怠乏力较前好转，饮食可。出院后于门诊继续治疗，以巩固疗效。之后的 2 年患者间断于门诊调方治疗，身体状态良好，无明显不适，肝功能基本正常。

按：肝纤维化是一种虚实夹杂、较为难治的疾病。李教授认为本病为浊毒内蕴，肝络瘀阻，血瘀肝脾，肝脾肿大，呈"浊毒""瘀血""虚损"交错之势，具有虚实夹杂的病理特点。因此，他在治疗上强调用化浊解毒、祛瘀、补虚之品，复合成方，随症加减，颇获良效。方中田基黄、垂盆草性寒凉，善解毒，利湿退黄；龙胆草清泄肝胆湿热；虎杖利湿退黄、清热解毒、活血化瘀，且能泻下通便；泽泻利水渗湿、泄热通淋，助虎杖使浊毒从二便分消；鳖甲为有情之品，入肝络以消癥散结，有回缩肝脾肿大之效；肝病及脾，故佐红景天、白术、茯苓健脾益气之品，符合仲景"见肝之病……当先实脾"之旨；五味子甘酸，既能益气，又能酸收入肝，有收敛降酶之效。二诊中黄芪补气兼以利水，并酌加焦三仙以开胃消食。鼓胀病情难愈，乃虚实夹杂之症，故三诊守方治疗，以获长效。

病案 2

刘某，男，68 岁。2015 年 6 月 17 日初诊。

主诉：间断右胁胀满 1 年余，加重伴乏力 10 天。

现病史：患者 1 年前出现右胁胀满不适，乏力，出汗，夜间尤其，未予重视、处理。10 天前右胁肋不适症状加重，为求系统治疗遂就诊于我科门诊。现主症：右胁肋胀满、疼痛，夜间明显，周身乏力，寐一般，纳可，大便可。舌质紫暗，苔黄腻，脉弦滑。

西医诊断：肝纤维化合并腹水。

中医诊断：鼓胀（浊毒内蕴，肝络瘀阻证）。

治则治法：化浊解毒，活血化瘀。

处方：茵陈 20g，黄连 15g，黄芩 15g，茯苓 15g，猪苓 15g，泽泻 15g，大腹皮 15g，车前子 15g，桑白皮 15g，当归 15g，郁金 15g，赤芍 15g，生白芍 15g，鳖甲 20g，龟甲 20g，桂枝 15g，枳实 15g，厚朴 15g，青蒿 30g，生薏苡仁 30g。14 剂，每日 1 剂，水煎服，分早、晚 2 次温服。

二诊（2015 年 7 月 3 日）：服药 14 剂后，右胁胀满减轻，无发热，仍汗多，乏力。舌暗红，苔黄腻，脉弦滑。此为浊毒渐解，但虚象仍在，治拟解毒化浊、软肝散结，兼以扶正。上方去猪苓、赤芍、桂枝，加地骨皮 15g，红景天 15g，生黄芪 30g。14 剂，每日 1 剂，水煎服，分早、晚 2 次温服。

三诊（2015 年 7 月 18 日）：服药 14 剂后右胁胀满、汗多已除，乏力减轻，舌暗红，苔薄黄腻，脉弦稍滑。此为浊毒被逐，虚象渐解，治拟软肝化坚，佐以扶正。上方去泽泻、郁金，加茜草 15g，枸杞 15g，鸡内金 10g，香附 15g，紫苏梗 12g。14 剂，每日 1 剂，水煎服，分早、晚 2 次温服。

以上方随症加减治疗半年，患者右胁胀满未作，余症均除。

按：肝纤维化属本虚标实之病，李教授认为本虚即气血不足，正气亏损，标实即浊毒内蕴。见水不应单独利水，李教授临床上常用麻黄、杏仁、防风等宣通肺气，以宣发上焦；党参、白术、茯苓、生薏苡仁、厚朴、大腹皮等健运脾气，以理中焦；防己、木通、车前子、猪苓、泽泻、滑石等通利下焦。"血不利则为水"，基于此，李教授十分注意水血同治，肝脾兼调，常以当归芍药散养血活血、健脾利水。"新瘀宜急散，久瘀宜缓攻"，在活血化瘀药物的选用上，李教授根据患者病情轻重、病程长短及患者体质特色用药。病轻、病程短、体质强者选用三棱、莪术、水蛭等峻攻破血之品；病重、病程长、体质弱者选用当归、丹参、赤芍、白芍、郁金等平和之品，同时配合应用软坚消癥之药，如鳖甲、龟甲、生瓦楞子、生牡蛎、鸡内金、三棱、莪术、山慈菇等。病由肝脾传入肾，病情进一步恶化，若腹水特别严重，症见腹大如瓮、脐突尿少、腰痛如折、气短不得卧、下肢水肿等，用黄芪、党参、肉苁蓉、菟丝子、熟地黄、山茱萸、山药、茯苓等补真阳行肾气，力图使气得峻补，则上行而启上，中焦运行，壅滞疏通，中满自消，下虚自实。若真阴涸竭，亦可用熟地黄、枸杞、山茱萸、首乌、山药、龟甲等厚味滋阴，育阴化气，全在审时度势，灵活运用。

二、肥胖

病案 1

刘某，女，41 岁。2022 年 5 月 30 日初诊。

主诉：单纯性肥胖 1 年余。

现病史：患者 1 年前身体逐渐开始肥胖，未予重视。1 年间体重由 60kg 增加至 75kg，为求系统化治疗就诊于河北省某医院。西医检查排除库欣综合征、原发性甲状腺功能减退症、下丘脑性肥胖、多囊卵巢综合征等病。测其身高 163cm，计算 BMI（身体质量指数）为 27.8。患者为求进一步系统诊疗就诊于我院门诊。现主症：形体肥胖，腹部肥胖尤甚，伴胃脘堵闷，嗳气，大便稀溏，不畅感。舌质红，苔薄黄微腻，脉弦滑。

西医诊断：肥胖。

中医诊断：肥胖症（肝胃不和，痰浊内蕴证）。

治法：芳香化浊健脾。

处方：茵陈 15g，广藿香 15g，佩兰 12g，蒲公英 12g，砂仁 9g（后下），白蔻仁 9g（后下），黄连 12g，木香 12g，清半夏 9g，瓜蒌 12g，苍术 9g，葛根 9g，炒薏苡仁 20g，白术 12g，白扁豆 9g，香附 9g。14 剂，每日 1 剂，水煎取汁 400mL，分早、晚温服。

配合隔日针刺双侧足三里、丰隆、天枢、大横、带脉、阴陵泉、三阴交、水道、水分。每次留针 30 分钟。

二诊（2022 年 6 月 13 日）：服药 14 剂后，患者体重下降 4kg，胃脘堵闷感明显减轻，大便仍溏稀不畅，原方加入茯苓以渗湿止泻，继续服用 30 剂。后电话随访，患者大便正常，体重较前明显减轻，生活、工作如常。

按：李教授认为，当今人们过食肥甘厚味、多静少动，膏粱厚味之品超过脾胃运化能力，损伤脾胃，脾胃失于运化，水谷不化，水反为湿，谷反为滞，湿滞日久化浊蕴毒，壅塞于皮下组织，渐趋肥胖。该患者为中年女性，脾胃损伤后导致中焦气机升降失常，清气不升，浊气不降，清浊不分，壅滞于胸中，故胃脘部堵闷、嗳气；湿浊日久化热，湿热蕴结肠腑，传导失司，故舌红、苔黄腻，兼见排便不畅。初诊时以芳香化浊为主，重用清利湿热的茵陈、黄连、藿香、佩兰治其标，白术、白扁豆、薏苡仁、苍术健脾治其本；

针对胃脘堵闷，取小陷胸汤医理于其中，瓜蒌清热涤痰以除胸中痰热浊气，黄连、半夏辛开苦降，清化痰浊、开郁除痞；为解排便不畅，借香连丸配伍之妙，木香辛行苦降，善行大肠气滞，黄连清热燥湿，久服厚肠胃。二诊时患者湿热症状得到改善，将清热化湿药减量，并加茯苓增健脾之力，随症变通，其效甚佳。

病案 2

催某，女，46 岁。2020 年 5 月 10 日初诊。

主诉：肥胖 10 年余，加重伴头晕、耳鸣 7 天。

现病史：患者 10 年前开始形体逐渐肥胖，未予重视。7 天前出现间断性头晕、耳鸣等症状，为求系统诊治就诊于河北某医院门诊。测量体重 90kg，身高 170cm，计算 BMI 为 31.0。现形体呈均匀性肥胖，伴间断性眩晕、耳鸣，步履不实，时欲倾跌，咳吐大量白色稠黏细沫痰，口干欲饮，月经常延期或闭，舌苔腻，脉沉滑。

西医诊断：肥胖。

中医诊断：肥胖症（痰浊内盛证）。

治法：祛痰化浊，理气健脾。

处方：炒苍术 6g，炒白术 6g，清半夏 9g，陈皮 6g，茯苓 15g，广藿香 12g，佩兰 12g，生芡实 12g，生薏苡仁 12g，鸡内金 15g，石菖蒲 3g，竹茹 9g，荷叶 15g，通草 3g。14 剂，每日 1 剂，水煎取汁 400mL，分早、晚温服。

二诊（2020 年 5 月 24 日）：服药 14 剂，形肥、腹围减小，头晕、耳鸣症状均轻，舌苔脉同前。方药大致同前，去竹茹，加桃仁 9g，川芎 9g，益母草 12g，当归 12g。21 剂，每日 1 剂，水煎取汁 400mL，分早、晚温服。

后联系患者得知服完 21 剂后，体重已降至 75kg，眩晕、耳鸣症状消失，月经基本正常，已无不适。

按：患者以体重异常增加，身肥体胖为主症，伴有头晕、耳鸣等症状。本病病机总属脾肾亏虚，痰浊偏盛，病位在脾与肌肉，与肾关系密切。肥胖多为本虚标实之候，虚实之间、各种病理产物之间常发生相互转化，痰浊、谷浊日久为毒，壅塞于皮肤脂肪组织之下，肥胖日甚，病久还可变生眩晕、胸痹、消渴、中风等疾病。治疗时以祛痰浊、健脾气为主，选用二陈汤祛痰浊、治痰盛，半夏辛温燥湿化痰、降逆和胃，陈皮理气行滞、燥湿化痰，所谓"治痰先治气，气顺则痰消"，加上茯苓渗湿健脾，杜生痰之源；借用张锡纯理痰汤重用芡实之妙，益肾固精，配合茯苓、薏苡仁、通草利小便，配合菖蒲、荷叶兼顾升清以奏聪耳明目之功；苍术、白术、鸡内金强脾胃运化之力，藿香、佩兰增化湿之效。此方结合行气、利水、消导、通腑、化瘀之法，其效甚佳。

三、高脂血症

病案 1

陈某，女，62 岁。2021 年 8 月 5 日初诊。

主诉：血脂升高 1 年余。

现病史：患者 1 年前于当地医院体检发现血脂升高，甘油三酯 8.9mmol/L、低密度脂蛋白 3.8mmol/L、高密度脂蛋白 0.9mmol/L、总胆固醇 7.2mmol/L，为求进一步系统诊疗就诊于我院门诊。现主症：口干、口苦，伴恶心、呕吐，两胁胀痛，汗出，纳呆，寐一般，小便黄，大便黏腻不爽，舌红，苔黄厚腻，脉弦滑数。

西医诊断：高脂血症。

中医诊断：脂浊（浊毒内蕴，肝胃不和证）。

治法：化浊解毒，疏肝和胃。

处方：茵陈 15g，藿香 12g，佩兰 12g，黄连 9g，黄芩 12g，荷叶 12g，蒲公英 12g，砂仁 15g，酒大黄 9g，白花蛇舌草 15g，香附 12g，柴胡 9g，何首乌 12g，丹参 15g，山楂 10g，虎杖 9g。14 剂，每日 1 剂，水煎取汁 400mL，分早、晚温服。

二诊（2021 年 8 月 19 日）：上方服 14 剂后，口干、口苦、两胁胀痛、小便黄、大便黏腻均有缓解，舌红，苔黄腻，脉象弦滑。在原方基础上去酒大黄，加薏苡仁 20g，茯苓 15g，苍术 12g，继服 14 剂。

三诊（2021 年 9 月 2 日）：上方服 14 剂后，口干、口苦基本消失，纳可，寐可，二便调，舌红，苔薄黄，脉弦滑。在上方基础上去何首乌，加炙甘草9g调和诸药，继服14剂。后复查血脂甘油三酯2.5mmol/L、总胆固醇5.8mmol/L、低密度脂蛋白2.8mmol/L，已近正常。

按：李教授认为高脂血症离不开湿浊、痰浊、瘀血兼杂致病，饮食不节或其他原因导致脾阳不足而滋生"湿浊"（水谷精微生化异常，饮食中的糟粕、杂质混入营血，是谓浊；精微物质化生不足，津液相对过剩，是谓湿），湿浊随营血循行脉络，流走全身，日久化热炼液成痰则可成"痰浊"，痰凝阻络，日久成瘀。至此浊瘀于脉道相互搏结，脉络瘀阻，产生相应病症。患者为老年女性，平素急躁易怒，肝木横克脾土，且喜食膏粱厚味，终致脾胃运化失常，湿浊内生；水谷精微失于输布，化生谷浊，而成高脂血症。治疗本病应着眼于病变之机，疏肝以健脾，化浊以解毒。处方中茵陈、黄连、黄芩、荷叶、蒲公英、白花蛇舌草清热化湿解毒，香附、柴胡疏肝以和胃，丹参、何首乌、山楂、虎杖化浊以降脂。首方化裁，验之临床，收效甚佳，血脂可明显下降。

病案2

何某，男，56岁。2020年9月23日初诊。

主诉：血脂升高6个月余。

现病史：患者6个月前于当地医院体检发现血脂升高，甘油三酯3.6mmol/L、总胆固醇6.8mmol/L、高密度脂蛋白1.20mmol/L、低密度脂蛋白3.3mmol/L，为求进一步系统诊疗就诊于我院门诊。现主症：心烦易怒，心情抑郁，纳可，寐差，舌质紫暗，脉象弦滑。

西医诊断：高脂血症。

中医诊断：脂浊（浊毒内蕴证）。

治法：化浊降脂，畅郁祛浊。

处方：三棱10g，莪术10g，丹参15g，茵陈30g，黄连10g，砂仁15g，香附10g，郁金15g，紫苏梗10g，制首乌15g，桑椹子30g，焦山楂10g。14剂，每日1剂，水煎取汁400mL，分早、晚温服。

二诊（2020年10月8日）：服药14剂，心烦易怒、抑郁症状明显缓解，睡眠欠佳，在原方基础上加生薏苡仁20g，柴胡12g，合欢花12g，生龙骨10g，生牡蛎10g。继服14剂，血脂基本恢复正常。

按：患者以血脂升高为主症，因人身之血营周不休，卧则血归于肝，其浊气借肝以外泄，该患者平素急躁易怒，肝郁气滞，气血运行不畅，故而出现系列症状。治疗时以化浊降脂为主，配合疏肝解郁。方中茵陈、黄连用于化浊解毒，两药合用具有清解肠胃浊毒的作用。丹参、制首乌、桑椹子补益肝肾，扶正降脂。三棱、莪术疏肝气，畅心血，解郁滞，伍以凉血活血、解郁除烦之郁金，共名为三郁，统治一切郁证以心烦、抑郁胀闷为主要表现者。香附、紫苏梗疏肝理气，和胃降逆。诸药联用治疗高脂血症，效果良好，确有畅郁降脂祛浊的治疗作用。

四、失眠

病案 1

孙某，男，73 岁。2021 年 12 月 6 日初诊。

主诉：间断失眠 1 年，加重 7 天。

现病史：患者 1 年前因情绪激动出现失眠症状，未予重视，后症状加重，就诊于当地医院，诊断为失眠证（未见报告），后服药（具体用药不详）治疗，症状好转。7 天前上述症状再次加重，遂来我院就诊。现主症：失眠，入睡困难，多梦易醒，伴饮食不佳半年，腹胀，进食后嗳气，胸闷，头晕，乏力，口黏口苦，大便干，解便难，服药后大便稀，小便可，舌淡红，苔白腻，脉弦滑。

西医诊断：失眠。

中医诊断：不寐（浊毒内蕴，肝郁气滞证）。

治法：化浊解毒，疏肝理气。

处方：枳实 15g，厚朴 15g，清半夏 12g，百合 12g，乌药 12g，当归 9g，川芎 9g，白芍 30g，白术 6g，三七粉 3g，茵陈 15g，黄连 12g，栀子 9g，火麻仁 20g，肉苁蓉 20g，川大黄 12g，莱菔子 15g。14 剂，每日 1 剂，水煎服，早晚分服。

二诊（2021 年 12 月 20 日）：患者服药后失眠症状缓解，食欲、口苦口黏好转，仍嗳气，大便每日 1 ～ 2 次，质黏，伴心烦头胀痛，急躁易怒，胸胁胀痛，舌暗红，苔黄腻，脉弦滑。上方去枳实、厚朴、清半夏、川大黄、火麻仁、肉苁蓉、三七粉，加柴胡 15g，青皮 15g，香附 15g，紫苏梗 15g，合欢花 15g，疏肝理气安神。14 剂，每日 1 剂，水煎服，早晚分服。

三诊（2021 年 1 月 4 日）：患者服药后失眠症状好转，偶有乏力、耳鸣，舌红，苔薄黄腻，脉弦滑。加天麻 15g，郁金 12g。14 剂，每日 1 剂，水煎服，早晚分服。后患者随症加减用药，自诉身体好转，失眠症状消失。

按：李教授认为浊毒有内外之分、轻重之辨，分有形之浊毒、无形之浊毒；根据浊毒侵犯部位不同，又分侵经络、脏腑、上窍、下焦二阴。情志不畅，致肝失疏泄，是该患者出现失眠的主要病因；肝失疏泄日久，脾失健运，运化水湿的功能失常，浊毒内蕴，亦是本病的重要病因。治疗当以化浊解毒、疏肝行气为主。李教授用百合、乌药、白芍、白术以健脾和胃、宁心安神，当归、川芎、三七粉以行气活血、缓中止痛。患者因浊毒内蕴出现饮食不佳，腹胀，胸闷，临床多选用茵陈、黄连、栀子清热祛湿、化浊解毒。因肝气上逆出现食后嗳气、头晕，临床多选用枳实、厚朴、清半夏疏肝行气，降逆下气。因腑气不通出现大便不通，临床多选用火麻仁、肉苁蓉、川大黄润下通便。因湿浊中阻，郁而化热，出现饮食不佳，腹胀，口黏口苦，临床多选用白术、莱菔子。二诊仍有嗳气，是气滞乃至气逆的表现，加柴胡、青皮、香附行气止痛，散结除痞；紫苏梗也有理气宽中止痛之功；合欢花、夜交藤合用增强养心安神之功。三诊出现耳鸣，缘于气滞郁而化热，肝火上炎，加天麻平抑肝阳，柴胡疏肝行气止痛，郁金、香附疏肝解郁、理气宽中。诸药联用，共奏化浊解毒、疏肝行气、平抑肝阳之功，使患者病情明显好转。

病案 2

王某，女，55 岁。2022 年 3 月 24 日初诊。

主诉：间断失眠半年，加重 7 天。

现病史：患者半年前无明显诱因出现失眠症状，未予重视，7 天前症状加重，为求进一步诊疗遂来我院就诊。现主症：夜寐差，多梦易醒，头晕耳鸣，五心烦热，腰膝酸软，小便涩痛，大便每日 2 次，不成形，质黏，舌红苔薄黄，脉弦细。

西医诊断：失眠。

中医诊断：不寐（浊毒内蕴，心肾不交证）。

治法；化浊解毒，交通心肾。

处方；熟地黄 30g，山药 12g，泽泻 12g，茯苓 12g，牡丹皮 12g，山萸肉 12g，百合 12g，乌药 12g，当归 9g，川芎 9g，白芍 30g，白术 6g，三七粉 3g，茵陈 15g，黄连 12g，苦参 12g，半枝莲 15g，白花蛇舌草 15g，鸡骨草 15g，蛇莓 12g，藤梨根 12g，冬凌草 12g，延胡索 15g，荔枝核 15g，水蛭 9g，土鳖虫 9g，蜈蚣 3条。14 剂，每日 1 剂，水煎服，早晚分服。

二诊（2022 年 4 月 8 日）：患者服药后失眠症状缓解，仍耳鸣、头晕，腰膝酸软，咳嗽无痰，舌暗红，苔薄黄，脉沉细弦。上方加丹参 12g，玄参 12g，远志 12g，五味子 12g，麦冬 12g，天冬 12g，柏子仁 12g，酸枣仁 12g，生地黄 12g。14 剂，每日 1 剂，水煎服，早晚分服。

三诊（2022 年 4 月 22 日）：患者服药后失眠、头晕、耳鸣、腰膝酸软好转，舌红苔少，脉沉细。上方继服 14 剂，每日 1 剂，水煎服，早晚分服。

按：《金匮要略》中论述失眠的病机有心肺阴虚，热扰心神；湿热内蕴，胃腑不和；心阳不振，水气凌心；寒聚胸膈，营卫不和；血虚误汗，心神失养；阴竭阳浮，阴不敛阳。李教授认为引起该患者失眠的主要因素是心肾不交。心在上焦，属火；肾在下焦，属水。心中之阳下降至肾，能温养肾阳；肾中之阴上升至心，则能涵养心阴。在正常情况下，心火和肾水互相升降、协调，彼此交通，保持动态平衡。心肾不交指心与肾生理协调失常的病理现象，多由肾阴亏损，阴精不能上承，因而心火偏亢，失于下降所致。如肾阴不足或心火扰动，两者失去协调关系，称为心肾不交。治疗当以化浊解毒，交通心肾为主。方中重用熟地黄，滋阴补肾，填精益髓，为君药。山萸肉补养肝肾，并能涩精；山药补益脾阴，亦能固精，与山萸肉共为臣药。三药相配，滋养肝、脾、肾，称为"三补"。但熟地黄的用量大，故以补肾阴为主，补其不足以治本。配伍泽泻利湿泄浊，并防熟地黄之滋腻恋邪；牡丹皮清泻相火，并制山萸肉之温涩；茯苓淡渗脾湿，并助山药之健运。三药为"三泻"，渗湿浊，清虚热，平其偏胜以治标，均为佐药。六味合用，三补三泻，其中补药用量重于"泻药"，是以补为主；肝、脾、肾三阴并补，以补肾阴为主，这是本方的配伍特点。二诊重用甘寒之生地黄，入心能养血，入肾能滋阴，故能滋阴养血，壮水以制虚火；天冬、麦冬滋阴清热，酸枣仁、柏子仁养心安神；共助生地黄滋阴补血，并养心安神；玄参滋阴降火；茯苓、远志养心安神；五味子之酸以敛心气、安心神；丹参清心活血。三诊症状明显好转，服用原方加强疗效。

病案 3

李某，女，44 岁。2020 年 11 月 9 日初诊。

主诉：间断失眠 2 年余，加重 10 天。

现病史：患者 2 年前因情绪激动出现失眠、反酸、烧心，就诊于河北某医院消化内科门诊，行相关辅助检查，结果诊断为慢性萎缩性胃炎（未见报告），服药（具体用药不详）治疗后反酸、烧心好转，失眠仍未好转，为求进一步诊疗遂来我院就诊。现主症：失眠，易醒，醒后难入睡，胃脘部胀满，嗳气，烧心，反酸，偶心慌、心烦、乏力，纳呆，月经量少，口苦、口干，服药后大便每日 1 次，不成形，质黏，舌红，苔黄厚腻，脉弦细滑。

西医诊断：失眠。

中医诊断：不寐（浊毒内蕴，肝胃不和证）。

治法：化浊解毒，疏肝和胃。

处方：生石膏 30g，黄连 9g，牡蛎 20g，浙贝母 12g，海螵蛸 15g，茵陈 15g，黄连 12g，苦参 12g，半枝莲 15g，白花蛇舌草 15g，鸡骨草 15g，儿茶 9g，生地黄 12g，牡丹皮 12g，珍珠母 20g，紫苏梗 12g，炒莱菔子 12g，焦槟榔 12g，生龙骨 20g。14 剂，每日 1 剂，水煎服，早晚分服。

二诊（2020 年 11 月 23 日）：患者服药后睡眠质量提高，胃胀、烧心、反酸、嗳气减轻，纳可，口苦、口干，咽部有异物感，大便每日 1 次，成形，质黏，舌红苔薄黄腻，脉弦细滑。上方去儿茶、紫苏梗、加炒枣仁 15g，远志 9g，半夏 15g，厚朴 15g。14 剂，每日 1 剂，水煎服，早晚分服。

三诊（2020 年 12 月 7 日）：患者服药后失眠症状明显好转，嗳气、口苦、口干好转，咽部异物感缓解，偶有背痛，服药后偶胃痛、烧心、反酸，大便每日 1 次，成形，质可，舌红苔薄黄，脉弦滑。14 剂，每日 1 剂，水煎服，早晚分服。

按：李中梓在《医宗必读》中的论述涵盖了现今对失眠认识的大部分病因，认为"不寐有五，一曰气虚，一曰阴虚，一曰痰滞，一曰水停，一曰胃不和，大端虽五，虚实寒热，互有不齐，神而明之"。失眠有 5 个主要证型：气虚失眠、阴虚失眠、痰阻失眠、阳虚水泛失眠、肝胃不和失眠，寒热虚实，各有其特点。李教授认为人体内外的病理因素都可导致气血阴阳和脏腑的损伤，气血亏虚和阳胜阴衰都可导致失眠，同时因为浊毒极易侵犯人体肝胃，导致肝胃不和，也是引起失眠的主要原因。该患者就是肝胃不和型的失眠，治疗应疏肝和胃、化浊解毒，肝胃和、浊毒解，失眠症状方能好转。方中选用生石膏、黄连清热泻火，治疗失眠，为君药；牡蛎、浙贝母、海螵蛸化痰软坚散结，助君药治疗失眠，为臣药；茵陈、黄连、苦参清热祛湿，珍珠、龙骨重镇安神，儿茶、生地黄活血止痛，滋阴养血，治疗月经量少，为佐药。二诊咽中有异物感，加半夏、厚朴化痰散结消痞，加远志、炒枣仁更加强安神助眠功效。三诊症状明显好转，继续服用该方巩固疗效。

病案 4

霍某，男，63 岁。2021 年 12 月 2 日初诊。

主诉：间断失眠 1 年，加重 5 天。

现病史：患者 1 年前因与人争吵出现失眠，自行服药无效，就诊于当地医院，行相关辅助检查，未见明显异常。5 天前失眠症状加重，为求进一步诊疗遂来我院就诊。现主症：失眠，多梦，焦虑，胸胁胀满，时欲太息，情志抑郁，急躁易怒，腹胀，下午加重，矢气频，小便频，2 天 1 次，质干，排便不爽，舌红，苔薄黄，脉弦细滑。

西医诊断：失眠。

中医诊断：不寐（浊毒内蕴，肝郁气滞证）。

治法：化浊解毒，疏肝理气。

处方：柴胡 12g，黄芩 9g，半夏 9g，党参 9g，桂枝 9g，茯苓 15g，炒大黄 6g，生龙骨 30g，生牡蛎 30g，百合 12g，乌药 12g，当归 9g，川芎 9g，白芍 30g，白术 6g，三七粉 3g，茵陈 15g，黄连 12g，苦参 12g，半枝莲 15g，白花蛇舌草 15g，鸡骨草 15g。14 剂，每日 1 剂，水煎服，早晚分服。

二诊（2021 年 12 月 16 日）：患者服药后睡眠仍欠佳，入睡困难，善太息，胸闷，颈后自汗，腹胀稍减，大便每日 2 次，排便不爽，上方加枳实 12g，瓜蒌 15g，炒酸枣仁 15g，柏子仁 15g，火麻仁 20g，远志 9g。14 剂，每日 1 剂，水煎服，早晚分服。

三诊（2021 年 12 月 30 日）：患者服药后失眠好转，偶有太息、胸闷，大便每日 3～4 次，质稀，里急后重，呈喷射状，气味臭秽，排便不爽，腰酸，睡前双下肢出汗，舌红，苔黄腻，脉弦滑。加大白术、茯苓用量，三七粉改为 6g，加冬凌草 12g，蛇莓 12g，山药 12g，莲子 12g，扁豆 12g，薏苡仁 12g，砂仁 12g，桔梗 12g。14 剂，每日 1 剂，水煎服，早晚分服。

按：李教授认为肝气郁滞是导致失眠的主要原因。肝郁气滞，血行不畅，气血阴阳不相顺接，极易导致失眠；肝气郁滞，郁而化火，肝火旺盛导致失眠；肝气郁滞，肝失疏泄，脾失健运，气血生化无源，气血亏虚易导致失眠；肝失疏泄，浊毒内蕴也是导致失眠的重要原因。气滞日久，浊毒积聚，人素体亏虚，失眠症状更难以治疗。本病治疗当以化浊解毒、疏肝理气为主，柴胡龙骨牡蛎汤由小柴胡汤去甘草，加龙骨、牡蛎、桂枝、茯苓等而成。二诊善太息，加枳实增强行气消痞之功，瓜蒌清热化痰、润肠、宽胸散结，加用炒酸枣仁养肝敛汗、宁心安神，远志镇静安神，加柏子仁、火麻仁润肠通便。三诊大便臭秽、里急后重，加用山药补脾健胃；莲子补脾胃又可涩肠止泻；扁豆补脾化湿，薏苡仁健脾利湿，二药助白术、茯苓以健脾助运、渗湿止泻；砂仁化湿醒脾，行气和胃；桔梗宣肺提气。诸药合用，共奏健脾止泻之功。

李佃贵教授以百合、乌药、当归、川芎、白芍、白术、三七粉为君药，旨在健脾和胃、活血止痛，以茵陈、黄连、苦参、半枝莲、黄芩、白花蛇舌草、鸡骨草为臣药，意在清热利湿、化浊解毒。配伍龙骨、牡蛎镇静安神，柴胡疏肝解郁，桂枝、半夏解表透肌、和解卫阳，党参扶助正气，大黄通腑泄浊。诸药合用，疗效显著。